生物技术科普绘本

中医药学卷

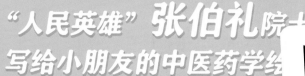

"人民英雄"张伯礼院士

写给小朋友的中医药学绘

U0281940

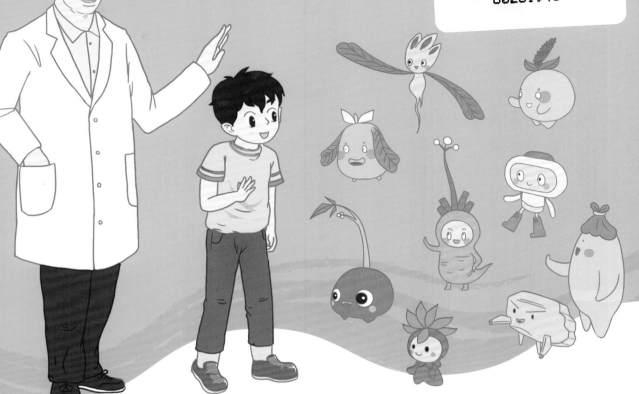

走进中医世界

新叶的神奇之旅 IV

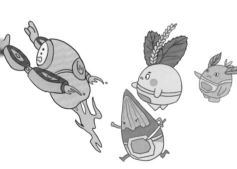

中国生物技术发展中心　**编著**

科学顾问　张伯礼

科学普及出版社

·北　京·

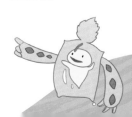

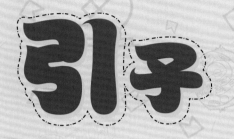

引子

新　叶：张爷爷，今天老师
　　　　教了二十四节气
　　　　歌。我唱给您听，
　　　　"春雨惊春清谷
　　　　天，夏满芒夏暑相
　　　　连，秋处露秋寒霜降，冬雪雪冬小
　　　　大寒。"

张爷爷：新叶唱得真好听，你知道这首歌讲
　　　　的是什么吗？

新　叶：我不太清楚，您能给我讲讲吗？

张爷爷：这首歌讲的是二十四节气。它准确
　　　　地描述了自然节律变化，不仅可以
　　　　指导农耕生产，还包含了丰富的民
　　　　俗。要不要跟我一起去认识一下
　　　　二十四节气宝宝呢？

新　叶：我已经等不及了，我们赶快出发吧！

白露
二十四节气之

白露节气，暑气渐消，秋高气爽，丹桂飘香，鸿雁和燕子等候鸟开始南飞避寒，各种鸟类开始贮存过冬的食物。

> 我是白露宝宝。百花上露，令人好颜色。快来收清露啦！

秋分
二十四节气之

分即为平分、半的意思，秋分除了指昼夜平分，还有着"平分秋色"的意思。秋分棉花吐絮，烟叶也由绿变黄，正是收获的大好时机。

> 我是秋分宝宝。秋分麦粒圆溜溜，大家一起来丰收。

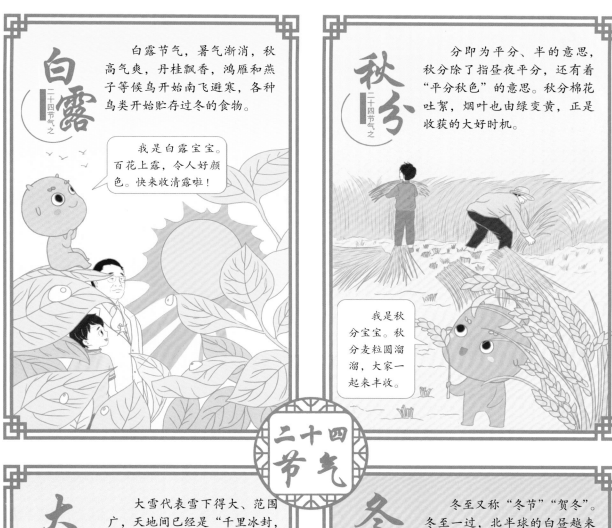

大雪
二十四节气之

大雪代表雪下得大、范围广，天地间已经是"千里冰封，万里雪飘"的北国风光。大雪节气一到，家家户户忙着腌制"咸货"，农事活动主要是培育壮苗及保暖工作。

> 我是大雪宝宝。这么厚的被子，大地阿姨应该能睡个好觉了。

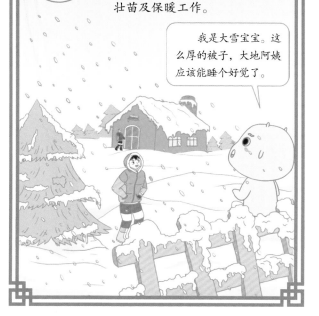

冬至
二十四节气之

冬至又称"冬节""贺冬"。冬至一过，北半球的白昼越来越长。冬至一阳生，由于阳气初生，所以此时山中的泉水可以流动并且温热。俗话说："冬至到，吃水饺。"北方冬至这天有吃饺子的习俗，而南方则是吃汤圆。

> 我是冬至宝宝，看得我都有点饿了。

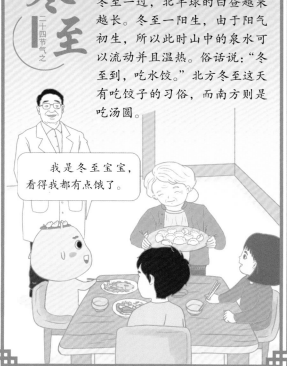

二十四节气

惊蛰

二十四节气之

惊蛰即上天以打雷惊醒蛰居动物的日子，中国大部分地区进入春耕。惊蛰节气的标志性特征是春雷乍动、万物生机盎然。

我是惊蛰宝宝。雷公电母，发挥你们的功力，让冬眠的一切醒来吧！

春分

二十四节气之

春分的意义：一是指一天时间昼夜平分，各为12小时；二是春分正当春季（立春至立夏）3个月之中，平分了春季。春分一到，气候温和，雨水充沛，阳光明媚，此时也是早稻的播种期。

我是春分宝宝。我宣布：可以播种了！

二十四节气

芒种

二十四节气之

芒种是指"有芒之谷类作物可种"。芒种时节气温显著升高，雨量充沛。

我是芒种宝宝。收完麦子，又可以种水稻啦！谷雨也插秧，和我们种的有什么区别吗？

芒种，芒种，忙着种，我们种的是晚稻。

夏至

二十四节气之

夏至这天，白天时间达到全年最长，而后白天时间渐短。

该去南半球了！

我是夏至宝宝。我要让北半球的小伙伴们享受一下最长的白天，抓紧时间，好好学习！

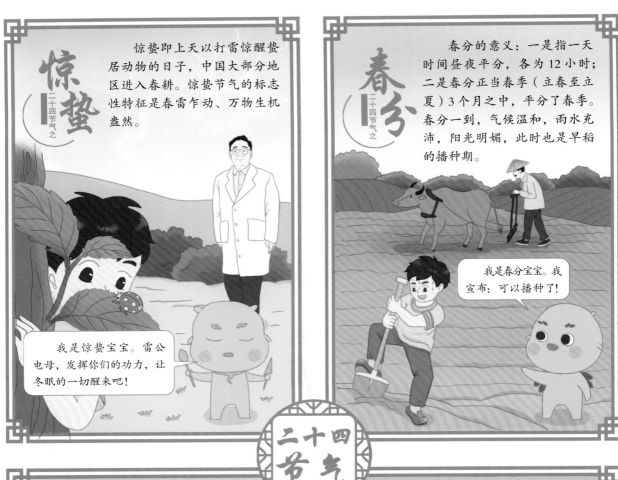
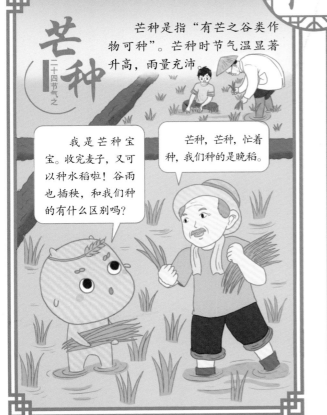
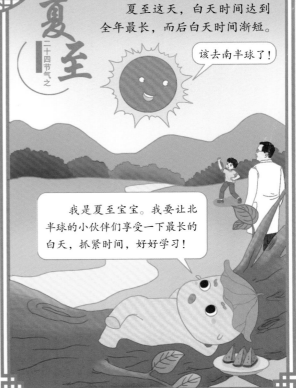

清明 二十四节气之

清明是气清景明的意思。清明时节，柳花开时思亲浓。人们喜欢清明插柳，喜欢吃柳芽。古今文人墨客也总吟咏柳树柳花，或是折柳赠别，表达依依不舍之情。

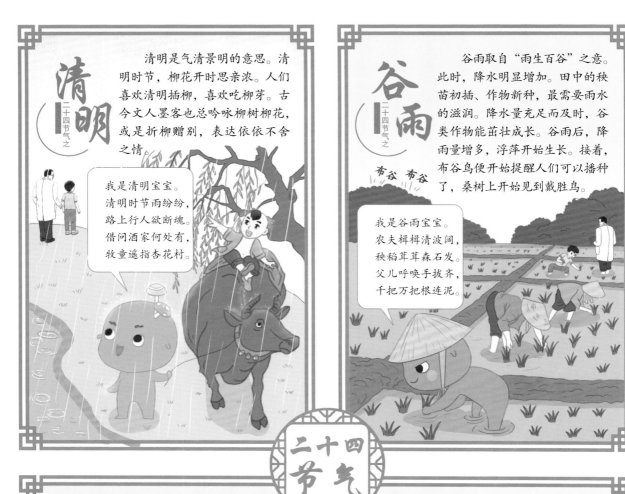

我是清明宝宝。
清明时节雨纷纷，
路上行人欲断魂。
借问酒家何处有，
牧童遥指杏花村。

谷雨 二十四节气之

谷雨取自"雨生百谷"之意。此时，降水明显增加。田中的秧苗初插、作物新种，最需要雨水的滋润。降水量充足而及时，谷类作物能茁壮成长。谷雨后，降雨量增多，浮萍开始生长。接着，布谷鸟便开始提醒人们可以播种了，桑树上开始见到戴胜鸟。

布谷 布谷

我是谷雨宝宝。
农夫榾榾清波闹，
秧稻茸茸森石发。
父儿呼唤手拔齐，
千把万把根连泥。

二十四节气

小暑 二十四节气之

暑为热，小暑即为小热，意指天气开始炎热，且雷暴渐多，开始呈现阳光猛烈、高温潮湿多雨的特点。

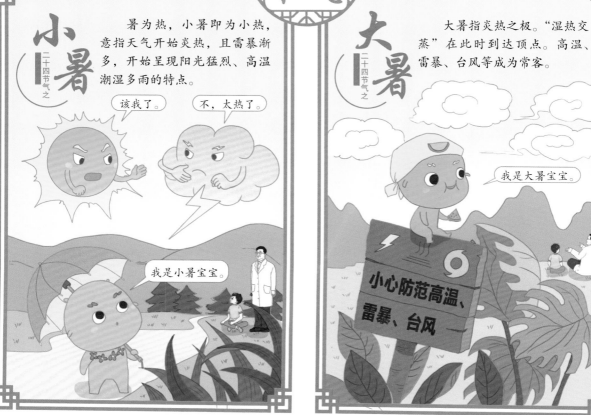

该我了。

不，太热了。

我是小暑宝宝。

大暑 二十四节气之

大暑指炎热之极。"湿热交蒸"在此时到达顶点。高温、雷暴、台风等成为常客。

我是大暑宝宝。

小心防范高温、雷暴、台风

立秋

二十四节气之

立秋是秋季的第一个节气，最明显的变化就是草木的叶子从繁茂的绿色到发黄，并开始落叶，庄稼则开始成熟。民间有祭祀土地神、庆祝丰收的习俗。

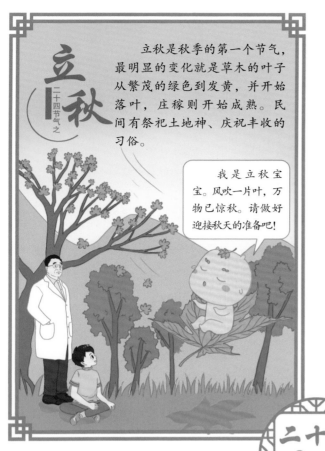

> 我是立秋宝宝。风吹一片叶，万物已惊秋。请做好迎接秋天的准备吧！

处暑

二十四节气之

处含有躲藏、终止的意思，处暑表示炎热的暑天结束了。处暑过后，气温逐渐下降，日夜温差逐渐增大，白天气温仍较高，农作物很快就要收获了。

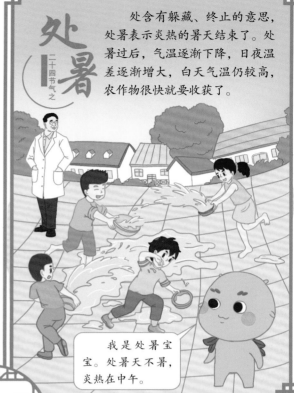

> 我是处暑宝宝。处暑天不暑，炎热在中午。

二十四节气

立冬

二十四节气之

立冬是冬季的第一个节气，表示冬季自此开始。冬是终了的意思，也有农作物收割后要收藏起来的含义。立冬过后，气温开始下降，水开始结冰，动物开始冬眠。此时，地表还有夏季的余热，所以一般还不会太冷，在晴朗无风之时，常会出现风和日丽、温暖舒适的十月"小阳春"天气。

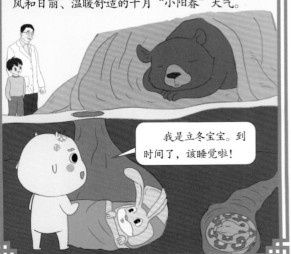

> 我是立冬宝宝。到时间了，该睡觉啦！

小雪

二十四节气之

小雪分为三候：一候虹藏不见，二候天气上升地气下降，三候闭塞而成冬。万物失去生机，天地闭塞开始转入严寒的冬天。小雪表示开始降雪，一般雪量较小，并且夜冻昼化。

> 我是小雪宝宝。呜呜……太阳公公把我的棉花糖吃掉了。

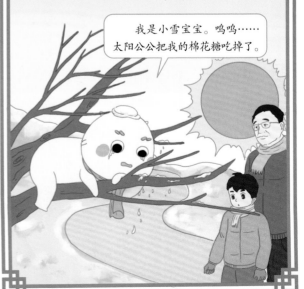

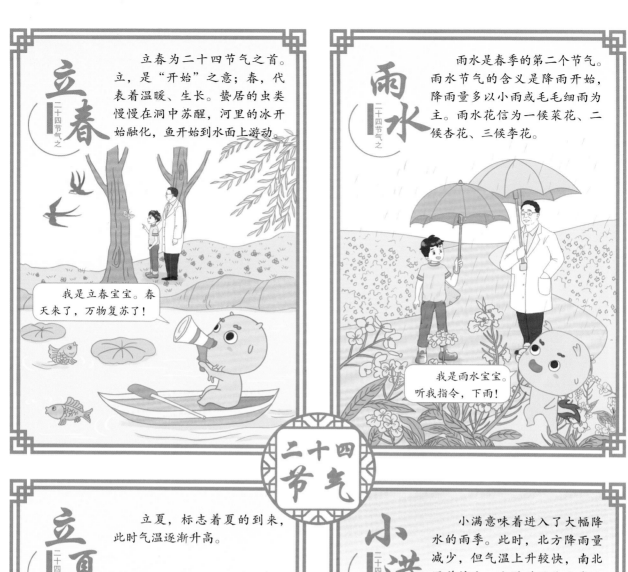

立春为二十四节气之首。立，是"开始"之意；春，代表着温暖、生长。蛰居的虫类慢慢在洞中苏醒，河里的冰开始融化，鱼开始到水面上游动。

我是立春宝宝。春天来了，万物复苏了！

雨水是春季的第二个节气。雨水节气的含义是降雨开始，降雨量多以小雨或毛毛细雨为主。雨水花信为一候菜花、二候杏花、三候李花。

我是雨水宝宝。听我指令，下雨！

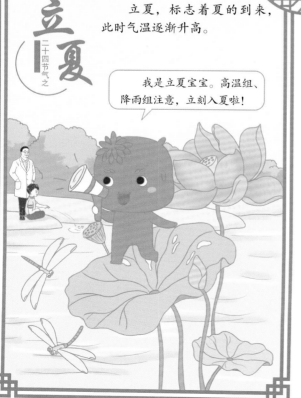

立夏，标志着夏的到来，此时气温逐渐升高。

我是立夏宝宝。高温组、降雨组注意，立刻入夏啦！

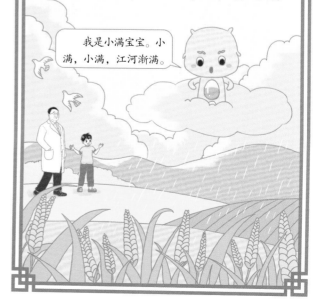

小满意味着进入了大幅降水的雨季。此时，北方降雨量减少，但气温上升较快，南北温差缩小。小满对于北方意味着麦类等夏熟作物的籽粒开始灌浆，只是小满，还未完全饱满。

我是小满宝宝。小满，小满，江河渐满。

寒露

二十四节气之

寒露时节气温较白露时更低，露水更多，且白天的气温也带着丝丝寒意。此时，菊花已普遍开放。这是寒露中一道靓丽的风景，民间也流传着喝菊花茶的习俗。

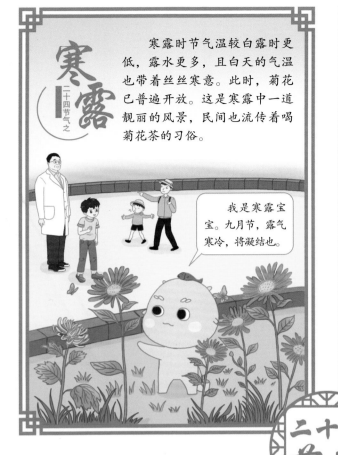

我是寒露宝宝。九月节，露气寒冷，将凝结也。

霜降

二十四节气之

霜降是秋季的最后一个节气，是秋季到冬季的过渡，是一年之中昼夜温差最大的时节。中国古人将霜降分为三候：一候豺乃祭兽；二候草木黄落；三候蜇虫咸俯。此时，豺这类动物开始捕获猎物过冬；树叶都枯黄掉落；冬眠的动物也藏在洞中不动不食，进入冬眠状态。

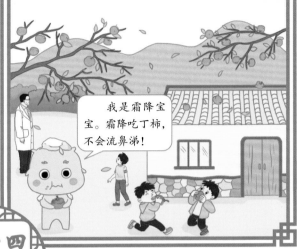

我是霜降宝宝。霜降吃丁柿，不会流鼻涕！

二十四节气

小寒

二十四节气之

小寒标志着开始进入一年中最寒冷的日子。此时，大雁开始向北迁移，喜鹊开始筑巢。此外，小寒时节是"进补"的最佳时期。

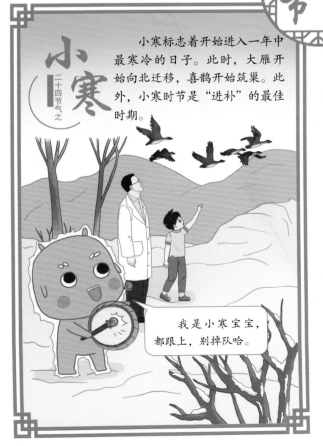

我是小寒宝宝，都跟上，别掉队哈。

大寒

二十四节气之

大寒，是全年二十四节气中的最后一个节气。每年公历1月20日前后，这时寒潮南下频繁，是中国部分地区一年中的最冷时期，风大、低温、地面积雪不化，呈现出冰天雪地、天寒地冻的严寒景象。此外，大寒出现的花信风候为"一候瑞香，二候兰花，三候山矾"。

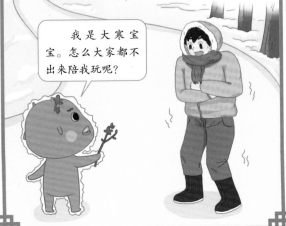

我是大寒宝宝。怎么大家都不出来陪我玩呢？

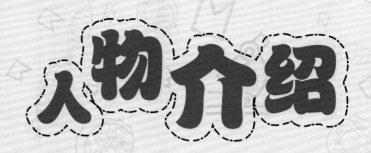

人物介绍

药名：白芷

功效：解表散寒，祛风止痛，宣通鼻窍，燥湿止带，消肿排脓（药食同源）

白芷宝宝

川芎（xiōng）宝宝

药名：川芎

功效：行气开郁，祛风燥湿，活血止痛（药材）

细辛宝宝

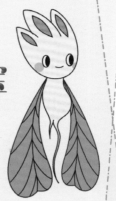

药名：细辛
功效：祛风散寒，
祛风止痛，
通窍，温肺
化饮（药材）

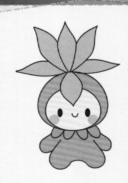

辛夷(yí)宝宝

药名：辛夷
功效：散风寒，通鼻窍（药材）

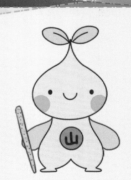

山药宝宝

药名：山药
功效：补脾养胃、生津益肺、
补肾涩精（药食同源）

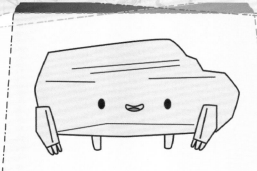

滑石宝宝

学名：滑石

功效：清热解暑，收湿敛疮，利
尿通淋（药材）

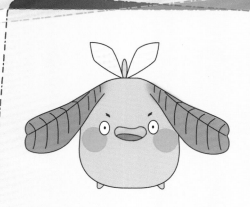

厚朴 (pò) 宝宝

学名：厚朴（饮片）

功效：燥湿消痰，下气除满（药材）

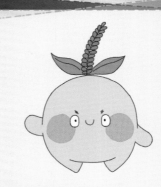

香薷宝宝

药名：香薷
功效：发汗解表，利水消肿，
      化湿和中（药材）

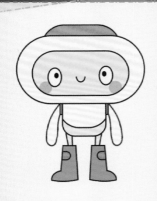

白扁豆宝宝

学名：白扁豆
功效：解毒，补脾和中，化
      湿消暑（药食同源）

温燥哥哥

简介：它是秋婆婆
　　　的大儿子，热
和燥是它的性格特点，
最喜欢向水嫩的地方发
动进攻。人体王国被它
攻击后，只剩下干燥、
口渴、发热、泛红的狼
藉之象。

凉燥弟弟

简介：它是秋婆婆
　　　的小儿子，寒
和燥是它的
性格特点，最喜欢掠夺
水分，同时释放寒气。
人体王国被凉燥欺负过
后，虽然不会浑身滚烫，
但总是口干舌燥，并忍
不住抖抖身子。

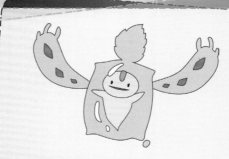

杏苏汤将军

简介：它是中药方剂，性格温和，用充满温度的爱温暖冷心冷情的凉燥弟弟，并化解被欺负者内心的郁结，使人体王国的气息运行得更加通畅。

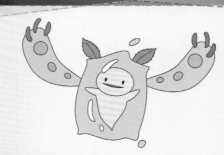

桑杏汤将军

简介：它是中药方剂，性子冷清又温润，总是能够让暴躁的温燥哥哥冷静下来，并且滋润被它侵略过的"战场"，使其湿润如初。

桑叶前锋

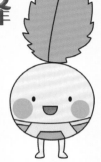

药名：桑叶
功效：疏散风热，
清肺润燥，
平抑肝阳，
清肝明目
（药食同源）

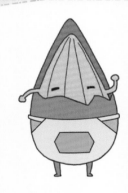

杏仁前锋

药名：苦杏仁
功效：降气止咳平喘，润肠通
便（药材）

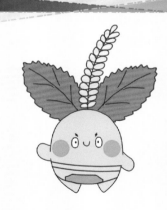

苏叶前锋

药名：紫苏叶
功效：解表散寒，行气和胃
（药食同源）

淡豆豉（chǐ）副将

药名：淡豆豉
功效：解表，除烦，宣发郁热
（药食同源）

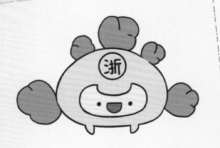

浙贝母副将

药名：浙贝母
功效：清热化痰止咳，解毒散
结消痈（药材）

南沙参
副将

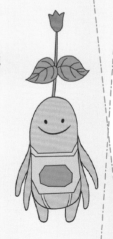

药名：南沙参
功效：养阴清肺，
益胃生津，
化痰，益
气（药材）

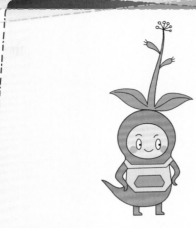

前胡副将

药名：前胡

功效：降气化痰，散风清热（药材）

桔(jié)
梗(gěng)
副将

药名：桔梗

功效：宣肺，祛痰，利咽，排脓（药食同源）

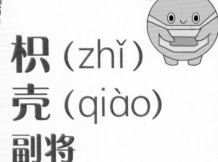

枳(zhǐ)
壳(qiào)
副将

药名：枳壳

功效：理气宽中，行滞消胀（药材）

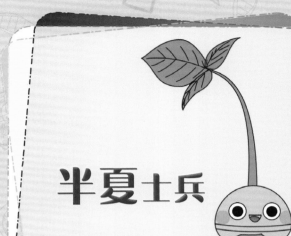

半夏士兵

药名：半夏

功效：燥湿化痰，降逆止呕，
　　　消痞散结（药材）

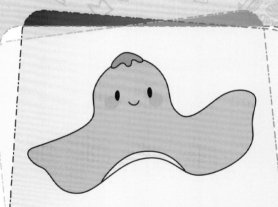

陈皮宝宝

药名：陈皮

功效：理气健脾，燥湿化痰（药
　　　食同源）

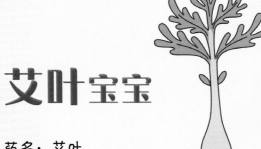

艾叶宝宝

药名：艾叶

功效：温经止血，散
　　　寒止痛，祛湿
　　　止痒（药材）

红花宝宝

药名：红花

功效：活血通经，祛瘀止痛（药
　　　材）

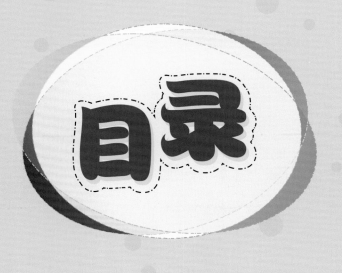

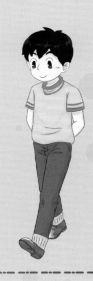

目录

春季养生

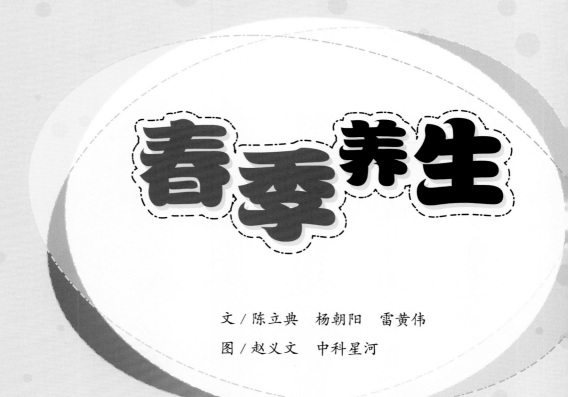

文／陈立典　杨朝阳　雷黄伟

图／赵义文　中科星河

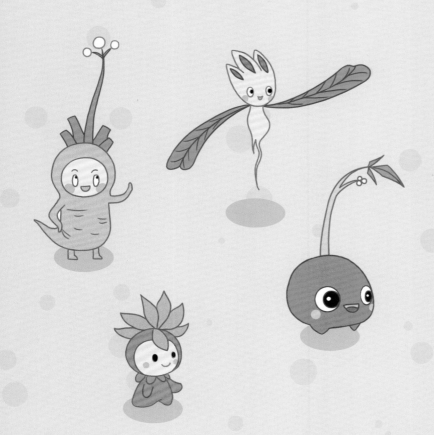

春暖花开，阳光明媚，六个节气宝宝坐在草坪上和新叶讨论起春季养生之道。

到了春天呀，太阳公公就起得比冬天早了。所以，我们也要早起迎接太阳公公，不能赖床。起床后，要多到户外活动，舒展身体，放松心情，度过美好的一天。

节气宝宝们，你们能告诉我到了春季应该注意些什么吗？

不仅太阳公公起得早，雨婆婆也会经常来布雨，让雨水洒满大地，花儿、小草、禾苗就都能快快长大啦！但是，雨水多了，湿气就会加重，很容易伤害人们的脾胃。所以，饮食上要注重祛湿健脾，可以多吃薏仁、赤豆等。

有时候还会下暴雨呢！雷暴天气，大家要尽量少出门，注意安全。

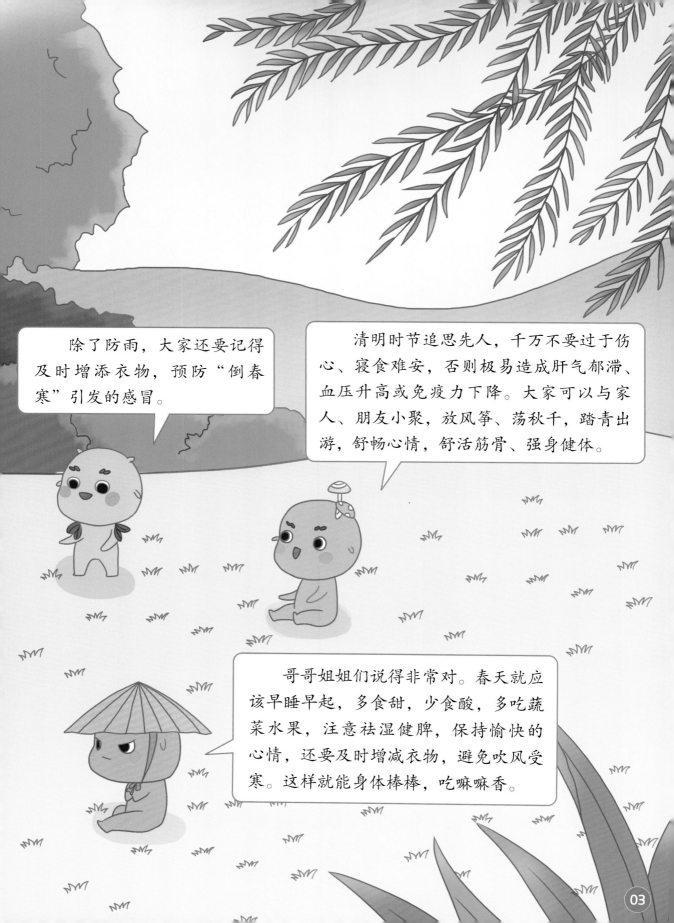

除了防雨，大家还要记得及时增添衣物，预防"倒春寒"引发的感冒。

清明时节追思先人，千万不要过于伤心、寝食难安，否则极易造成肝气郁滞、血压升高或免疫力下降。大家可以与家人、朋友小聚，放风筝、荡秋千，踏青出游，舒畅心情，舒活筋骨、强身健体。

哥哥姐姐们说得非常对。春天就应该早睡早起，多食甜，少食酸，多吃蔬菜水果，注意祛湿健脾，保持愉快的心情，还要及时增减衣物，避免吹风受寒。这样就能身体棒棒，吃嘛嘛香。

跟春季的节气宝宝们交流了春季养生之道后，新叶非常开心。第二天，张爷爷带着新叶到公园春游。公园里开满了油菜花，好多小朋友跟着家长来到这边游玩，十分热闹。有两个小朋友突然一个接一个地打起了喷嚏，还不断地擤鼻涕、揉鼻子。

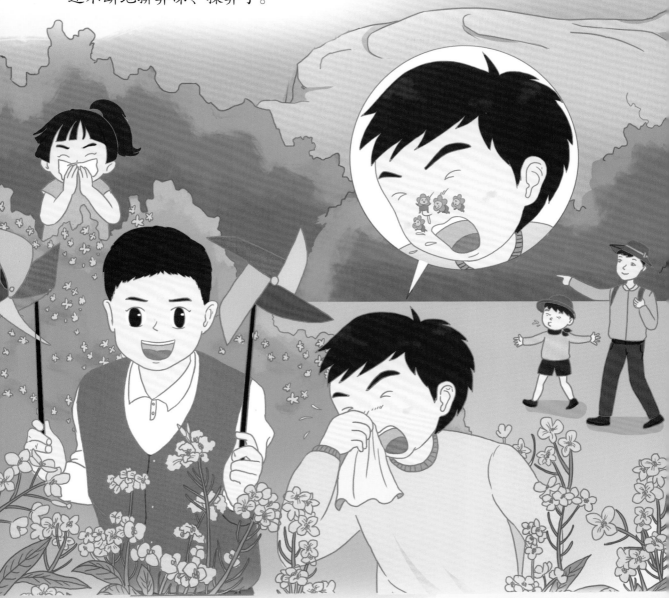

新　叶：张爷爷，那两个小朋友怎么一直打喷嚏？是因为最近流感多发吗？

张爷爷：春季到了，他们可能是过敏性鼻炎犯了，这是春天的常见病。

新　叶：什么是春季过敏性鼻炎呢？

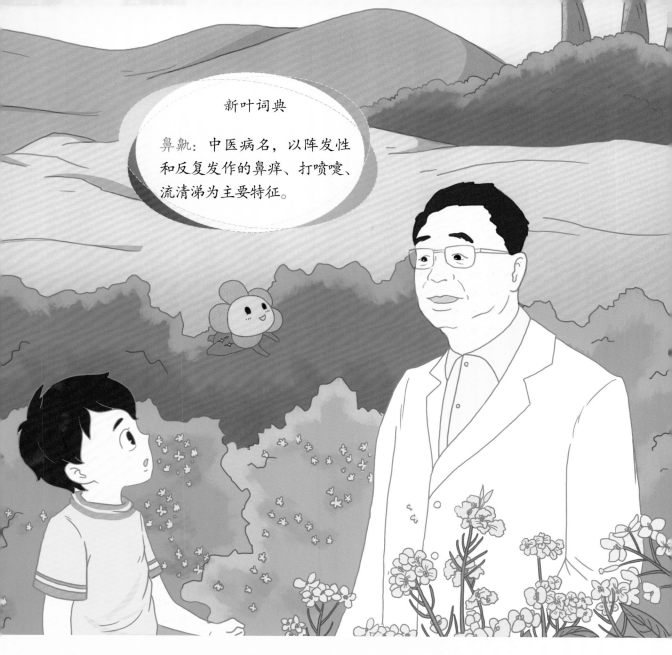

新叶词典

鼻鼽：中医病名，以阵发性和反复发作的鼻痒、打喷嚏、流清涕为主要特征。

花粉宝宝：我来回答！这可能是我们在捣乱哦！一到春天，我们最喜欢跑到人体王国里玩耍。当我们抵达一些人的鼻子、呼吸道时，他们中有的就会产生过敏反应，出现鼻塞、流鼻涕、打喷嚏、鼻子发痒等症状。

张爷爷：是的，春季过敏性鼻炎常见的过敏原是花粉，所以又称花粉性鼻炎，属中医"鼻鼽（qiú）"范畴，发病有显著季节性特征。

新　叶：那这么说花粉宝宝还真是"熊孩子"呀！

花粉娃娃：哼！我只是爱玩，可不是什么"熊孩子"！

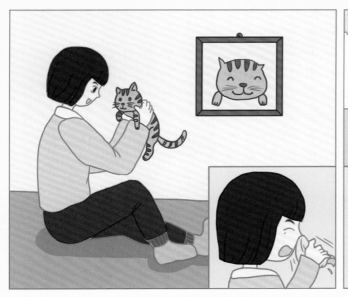
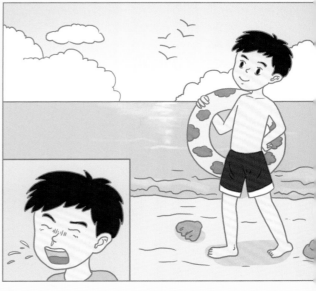
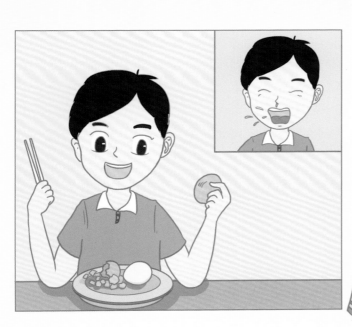
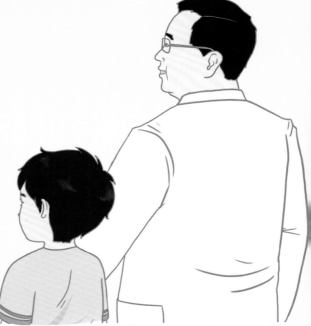

新　叶：除了花粉，是不是其他东西也可能引发过敏性鼻炎呢？

张爷爷：是的，引起过敏性鼻炎的过敏原有很多。除了花粉，还有食入性的
　　　　过敏原，如鱼、虾、牛奶、鸡蛋等；还有接触物，如油漆、皮毛、
　　　　化妆品等。此外，寒冷刺激也是一个重要诱因。冬去春来，气温变化
　　　　幅度大。一旦小朋友不适应气候的变化，伤风感冒就会乘虚而入。所
　　　　以，如果春季不注意"春捂"保暖，就容易诱发过敏性鼻炎等疾病。

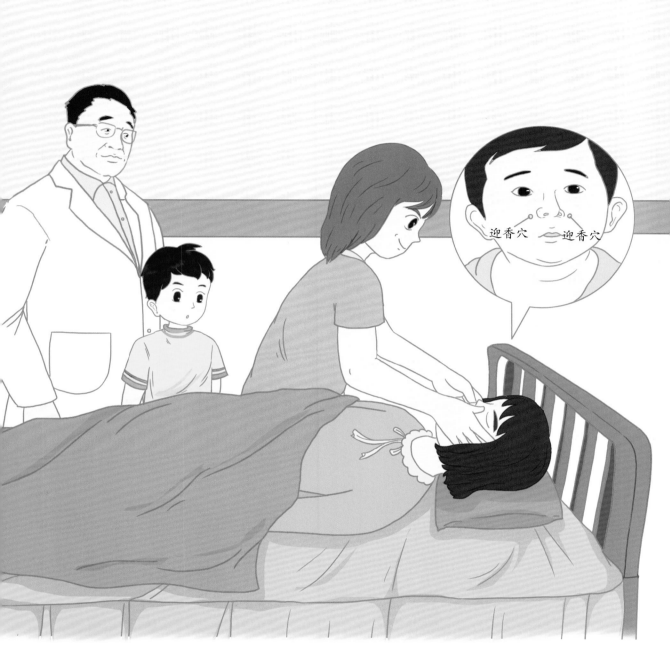

新　叶：张爷爷，这位妈妈在干什么呢？

张爷爷：她在给宝宝按摩迎香穴，帮助宝宝缓解鼻炎鼻塞的难受症状。

新　叶：她真是位好妈妈啊！这样的按摩有用吗？

张爷爷：有用的！中医就是通过针刺、按摩等方式，刺激迎香、印堂、风池、足三里、肺俞、三阴交等穴位，扶正祛邪，疏通鼻窍，辅助治疗过敏性鼻炎。走，我带你去看看中药治疗过敏性鼻炎的方法。

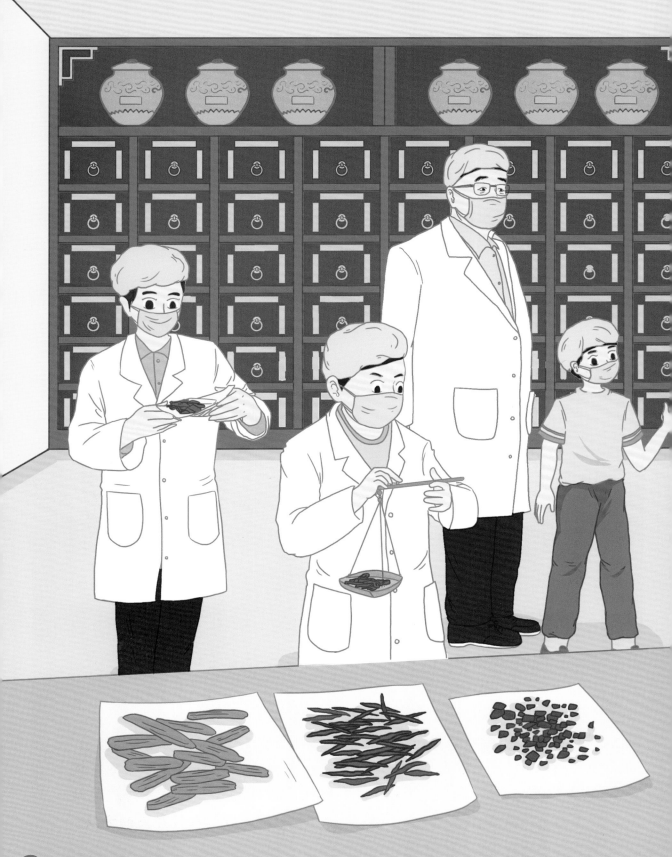

新　叶：张爷爷，这些学生在干什么呢？

张爷爷：他们在把中药磨成粉。中医常把白芷宝宝、川芎宝宝、细辛宝宝、辛夷宝宝等一起研磨成细末，装入瓶内，以便让患者能时时闻到，从而起到疏通鼻窍的作用。除此之外，还可选用芳香通窍的中药制成滴鼻剂滴鼻，效果也不错。

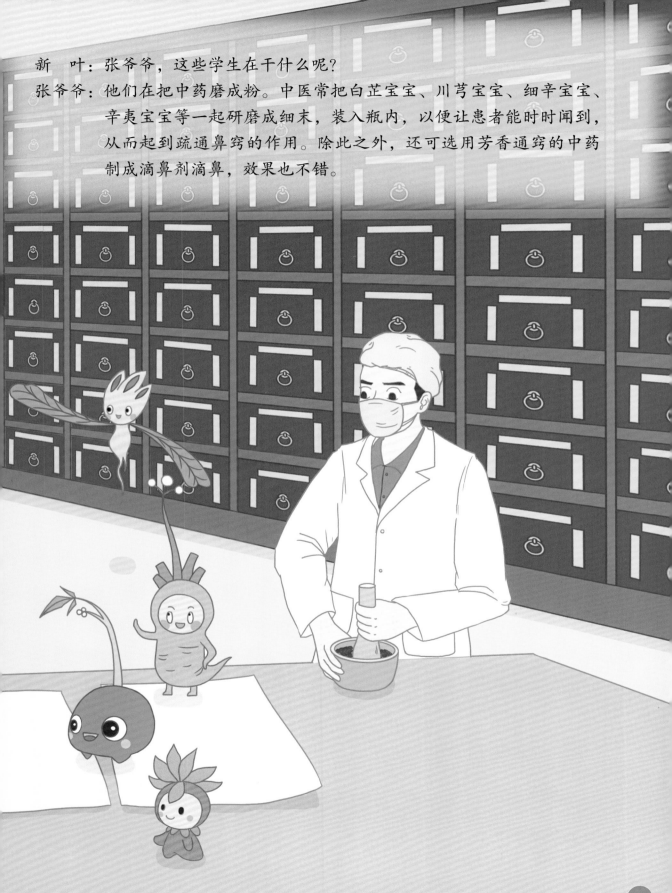

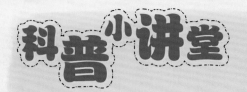

科普小讲堂

春季多风，容易诱发各种呼吸系统疾病、过敏性疾病、传染性疾病等，所以春季要谨防流行病。春季忌春捂不当；单鞋不要过早穿；雾天不宜锻炼；忌上火；忌吃得太酸、太辣；忌门窗紧闭。

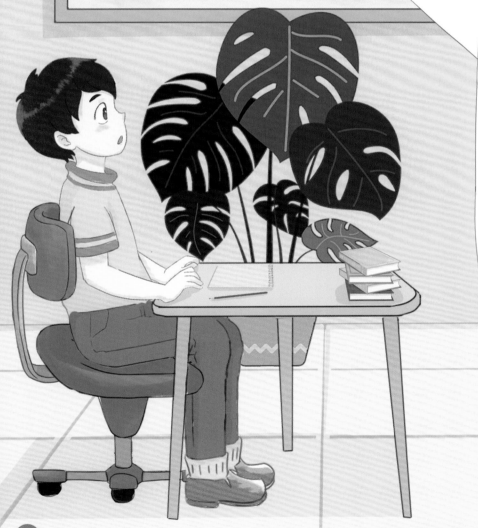

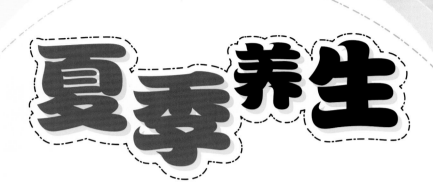

夏季养生

文/陈立典　杨朝阳　雷黄伟

图/赵义文　中科星河

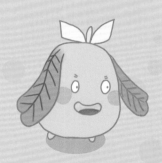

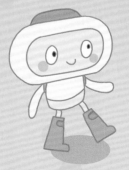

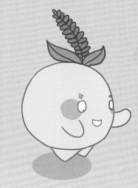

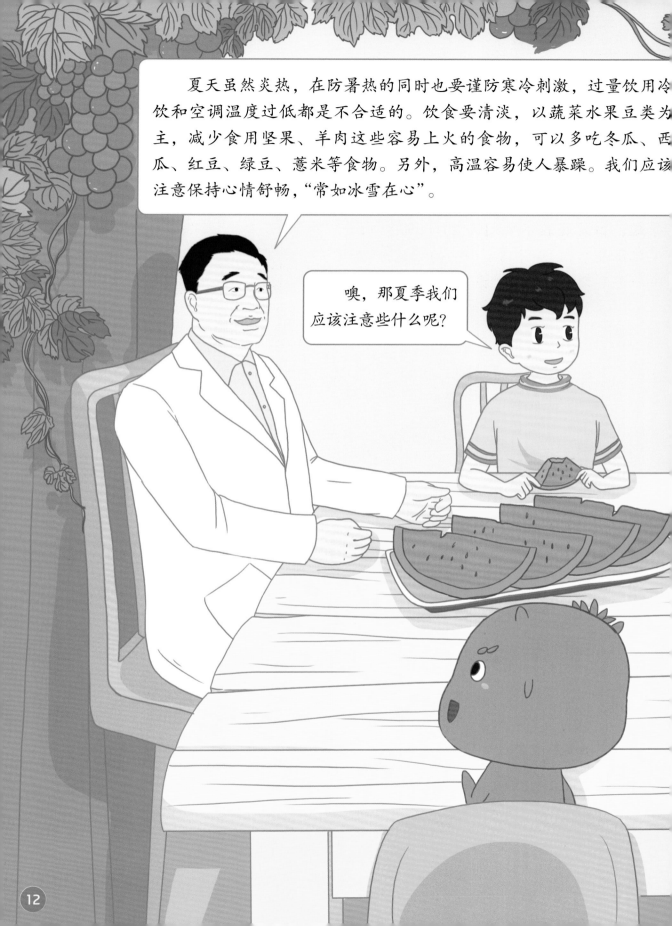

夏天虽然炎热，在防暑热的同时也要谨防寒冷刺激，过量饮用冷饮和空调温度过低都是不合适的。饮食要清淡，以蔬菜水果豆类为主，减少食用坚果、羊肉这些容易上火的食物，可以多吃冬瓜、西瓜、红豆、绿豆、薏米等食物。另外，高温容易使人暴躁。我们应该注意保持心情舒畅，"常如冰雪在心"。

噢，那夏季我们应该注意些什么呢？

这天，在葡萄架子下，张爷爷带着新叶和夏季的节气宝宝一起交流起了夏季养生之道。

夏天白昼很长，我们可以适当晚睡早起，但是晚睡不要超过 23：00 哦！白天记得睡个 30 分钟到 1 小时的午觉，这样一整天都有充沛的精力。

我们好几个宝宝都是管降水的，所以要注意避湿呀！尤其是淋过雨的木凳，看着干燥，其实里面还潮湿着呢。

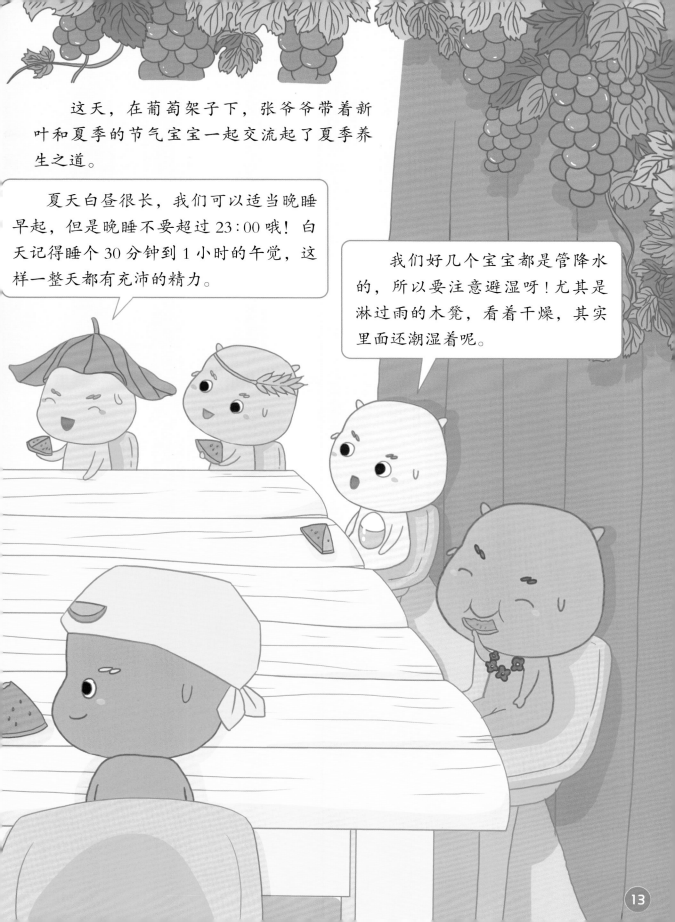

跟夏季的节气宝宝们学习了夏季养生之道后，新叶便约上他的好朋友晓晓一起打篮球。新叶和晓晓既是同学，又是邻居。虽然放暑假了，但是他们还经常一起学习和玩耍。

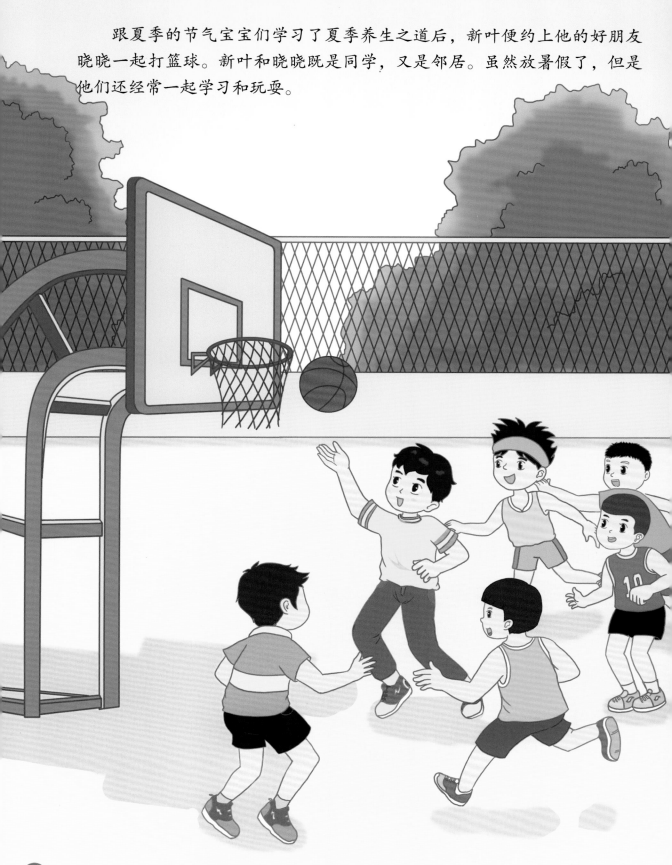

两人打完篮球后，准备一起回家写作业。晓晓感觉自己特别热，就把空调温度调得很低，而且吃了一个冰激凌。

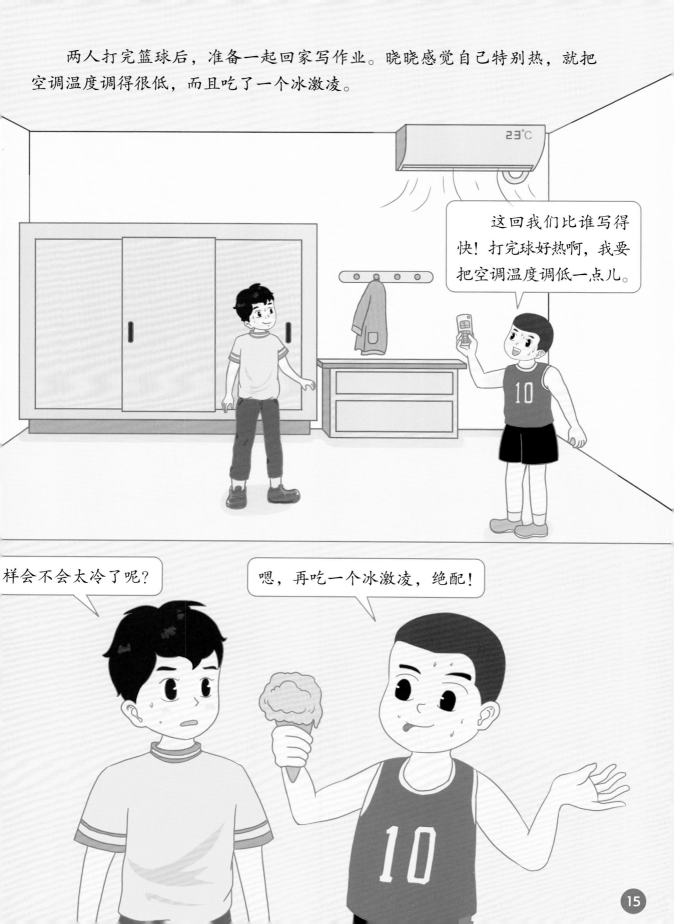

第二天早晨，新叶准备叫上晓晓跟张爷爷一起去认识草药，可是晓晓因为生病去不了了。

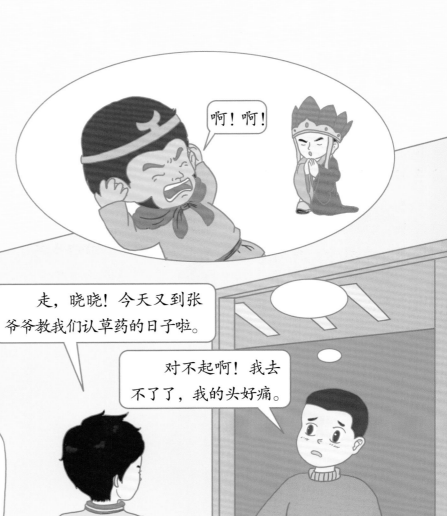

啊！啊！

走，晓晓！今天又到张爷爷教我们认草药的日子啦。

对不起啊！我去不了了，我的头好痛。

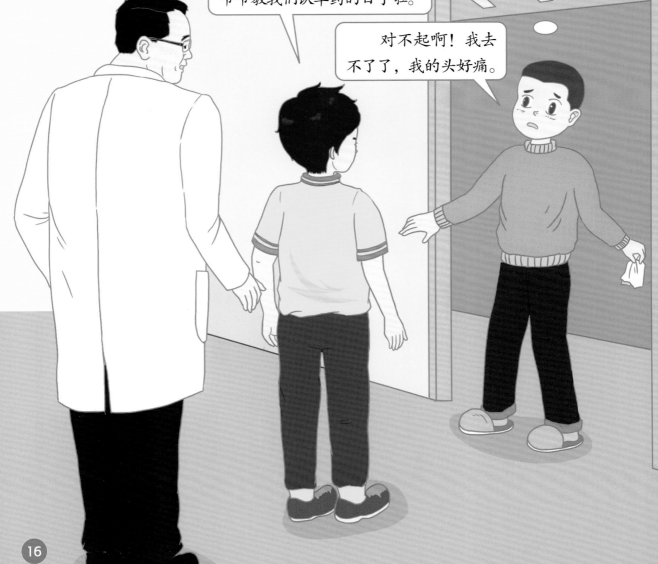

见状，张爷爷赶紧坐下来给晓晓看病。

不错！我们都知道在烈日下活动太久了容易中暑，但是往往忽略了过度贪凉也会中暑，这种中暑称为阴暑。尤其是体虚的人，会出现怕冷发热、头身疼痛、腹泻等情况。这是我们的身体在提示，我们做得不对了。

新叶词典

阳暑：夏天由暑热所致的中暑。
阴暑：夏天由不恰当的乘凉、饮冷，身体受寒导致的中暑。

晓晓生病是因为昨天我们屋里空调温度太低了吗？

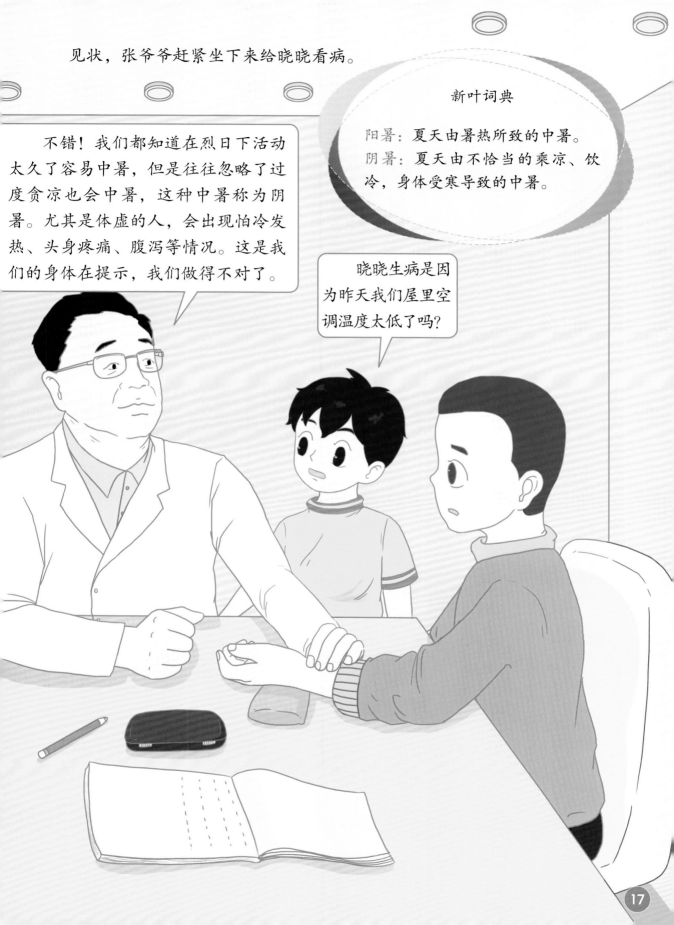

了解了晓晓的病情后，新叶到药房里向张爷爷请教该如何防范阴暑。

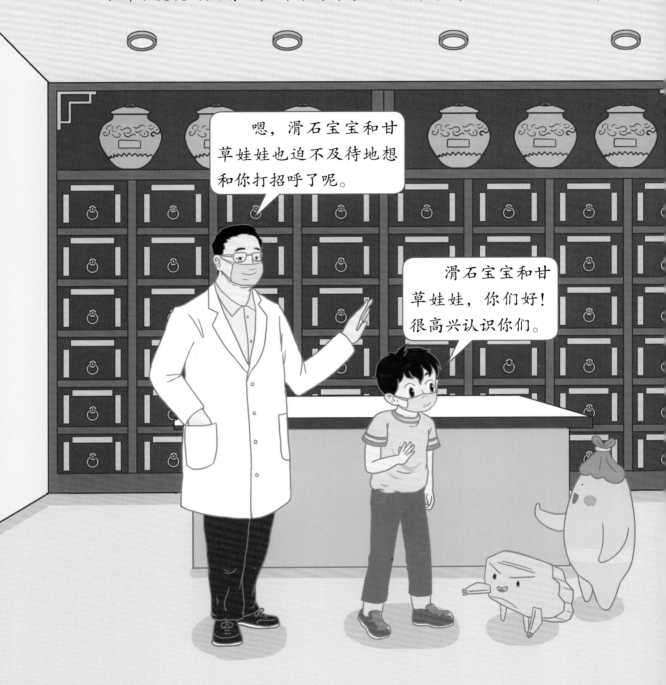

新　叶：那，怎么防范阴暑呢?

张爷爷：夏天要防止温差过大。这不仅是说不要过寒，也不要过热，保持
　　　　身体微汗就可以了。当然，在此基础上，我们也可以适当地服用
　　　　一些清暑饮品，如六一散，避免暑邪伤人。

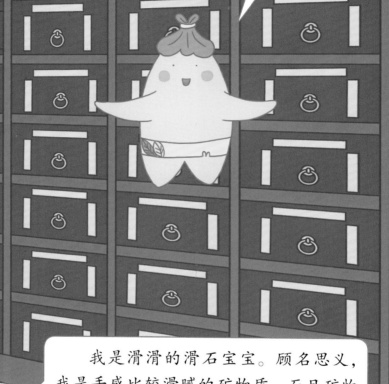

我是甜甜的甘草娃娃，"国老""众药之王"都是给我的美誉。几乎所有的方子里面都有我的身影。我大部分时间发挥调和诸药的作用，比如，让那些寒热属性不同的中药宝宝不要吵架，携起手来为解除患者的病痛作贡献。在六一散里面，我不仅可以清热，还可以护胃气，防止滑石宝宝下手没轻没重。

我是滑滑的滑石宝宝。顾名思义，我是手感比较滑腻的矿物质，而且矿物质最软的硬度就是以我为标准。我可以起到利尿通淋、清解暑热、收湿敛疮的作用。小便热痛不好排的时候，经常叫我帮忙呢！

新　叶：诶？六一散？六一节才能喝的饮料吗？

张爷爷：哈哈，叫它六一散，是因为它只用滑石和生甘草两味药制成，而且两者的比例为 6:1。

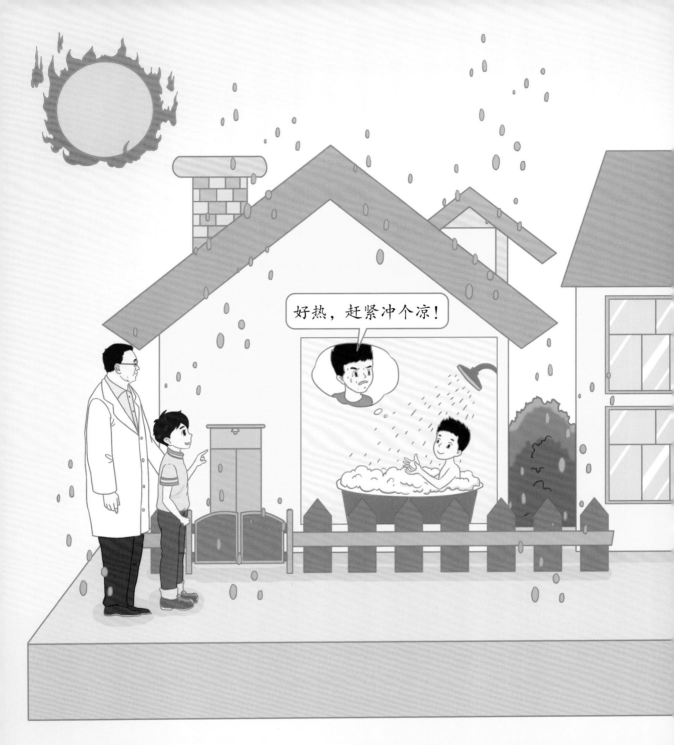

张爷爷：新叶，其实引起阴暑的原因还有很多！

新　叶：夜间睡觉不盖被子、运动后冲冷水澡、强风对吹、大量进食冷饮等，都是引起夏季阴暑的原因吧！

张爷爷：是的！新叶真聪明！

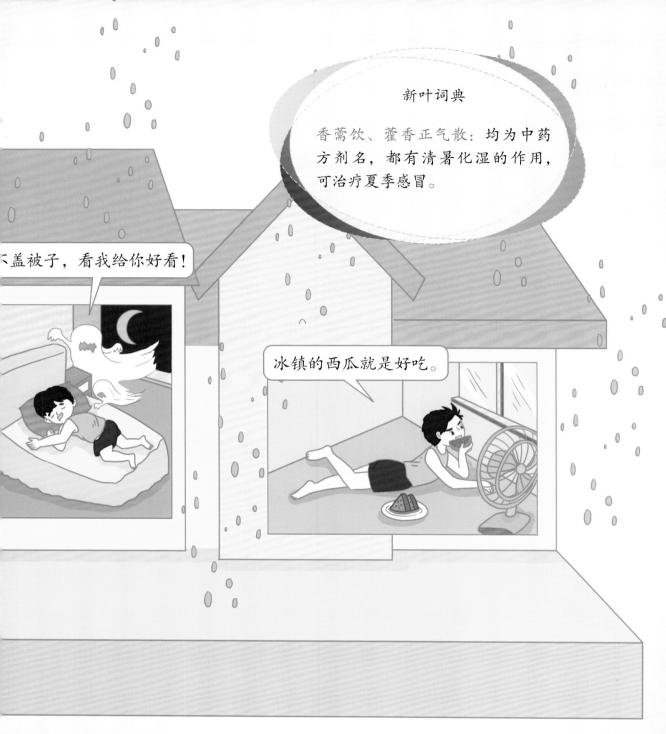

新　叶：张爷爷，那我们该怎么治疗阴暑呢？

张爷爷：既然是阳气被寒郁遏，那么选方用药就要以"温散"为主，首选香薷饮，也可用藿香正气散加减变化。我们先认识一下香薷饮里面的几味药材吧！

新　叶：好呀！我们赶快去药房吧！

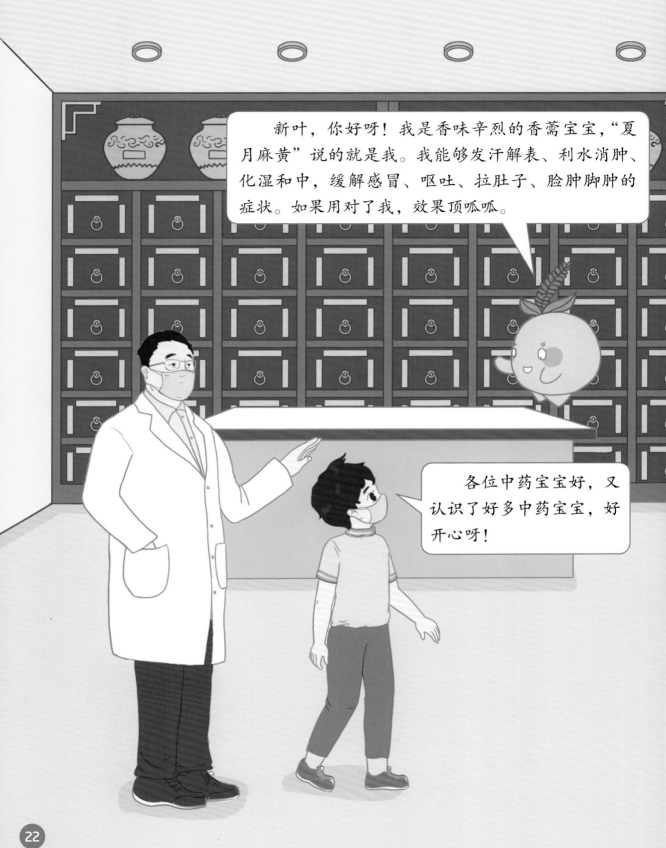

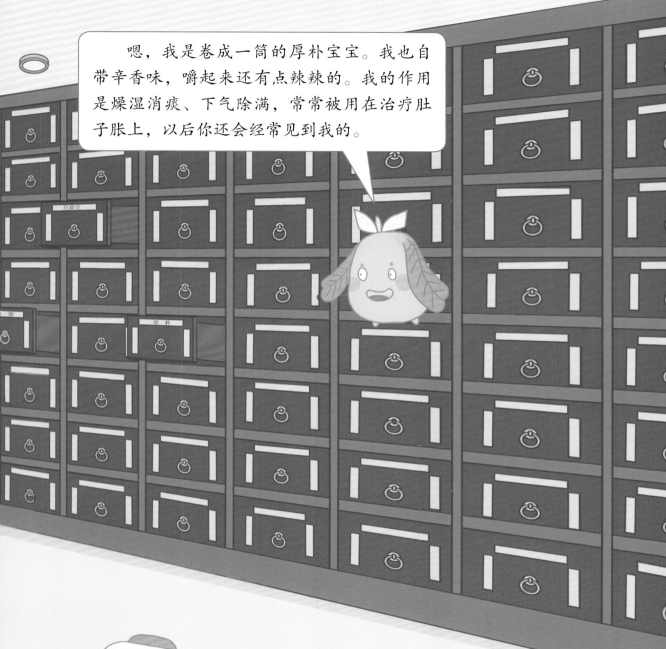

嗯，我是卷成一筒的厚朴宝宝。我也自带辛香味，嚼起来还有点辣辣的。我的作用是燥湿消痰、下气除满，常常被用在治疗肚子胀上，以后你还会经常见到我的。

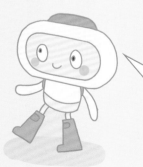

到我了，到我了！我是白扁豆宝宝。我先声明，我可不是家里煮粥的那种白芸豆哦！我比它短很多，不过不要小看我。我可以解毒、补脾和中、化湿消暑。脾胃虚弱拉肚子也可以找我，当然前提是要对症哦。

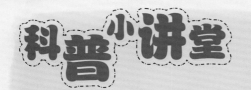

科普小讲堂

　　夏季，可以适当晚睡早起，要使情绪平和不躁，体内的阳气自然得到宣散。同时，要注意健脾除湿、清热消暑。饮食宜清淡，易消化，少吃辛辣上火的食物，少贪凉饮冰，避免大量进食寒凉生冷的食品。睡好午觉，静心养神。

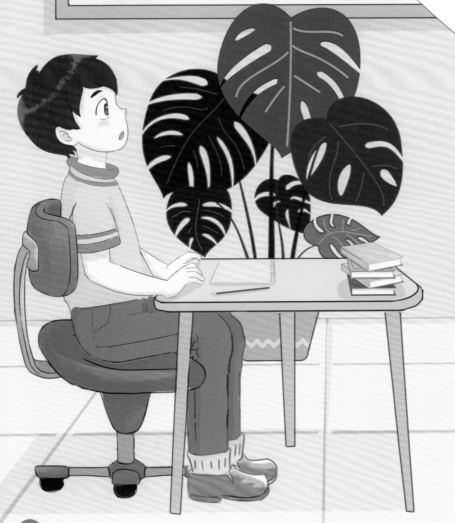

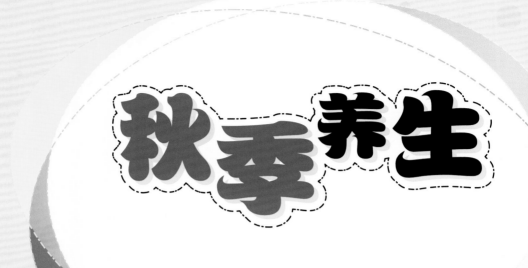

秋季养生

文／陈立典　杨朝阳　雷黄伟

图／赵义文　中科星河

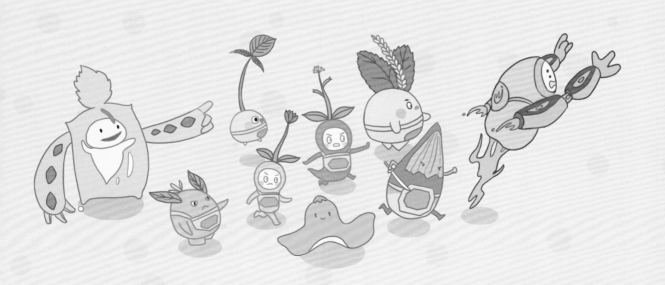

一个秋高气爽的周末午后，新叶和秋季的节气宝宝们相约在公园里游玩。看到小朋友在公园里面欢快地放着风筝，节气宝宝们忍不住提醒大家秋季要注意的养生之道。

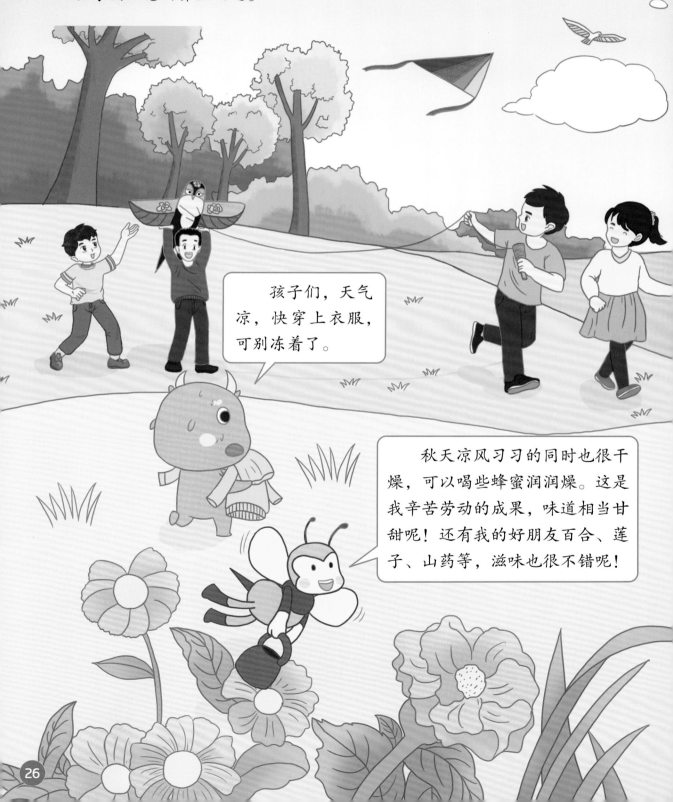

孩子们，天气凉，快穿上衣服，可别冻着了。

秋天凉风习习的同时也很干燥，可以喝些蜂蜜润润燥。这是我辛苦劳动的成果，味道相当甘甜呢！还有我的好朋友百合、莲子、山药等，滋味也很不错呢！

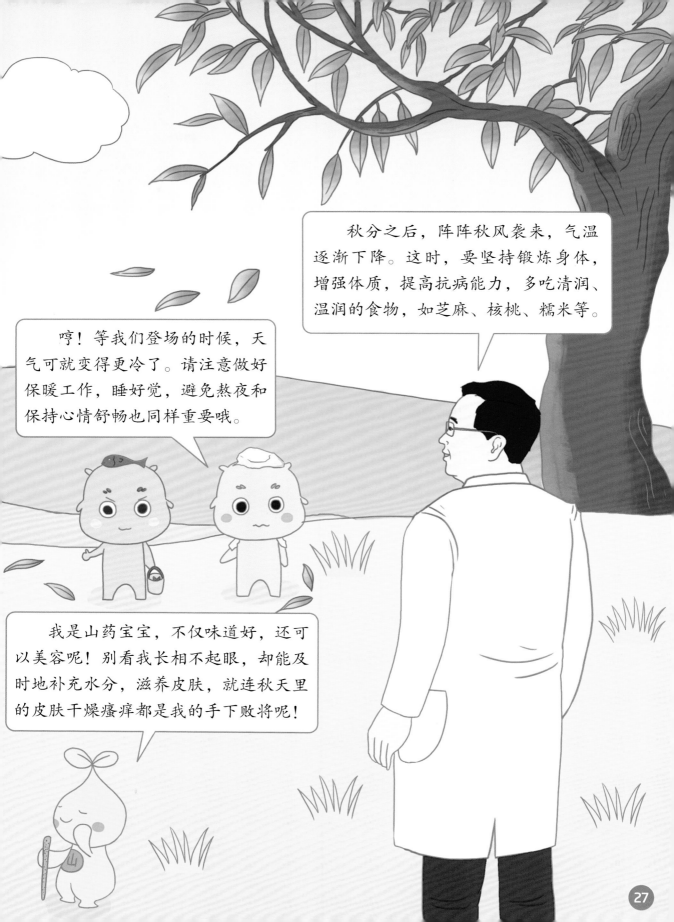

周末结束后，新叶又开始上学了。到了教室后，他发现有的小伙伴的皮肤格外干燥瘙痒，就向张爷爷请教病因。

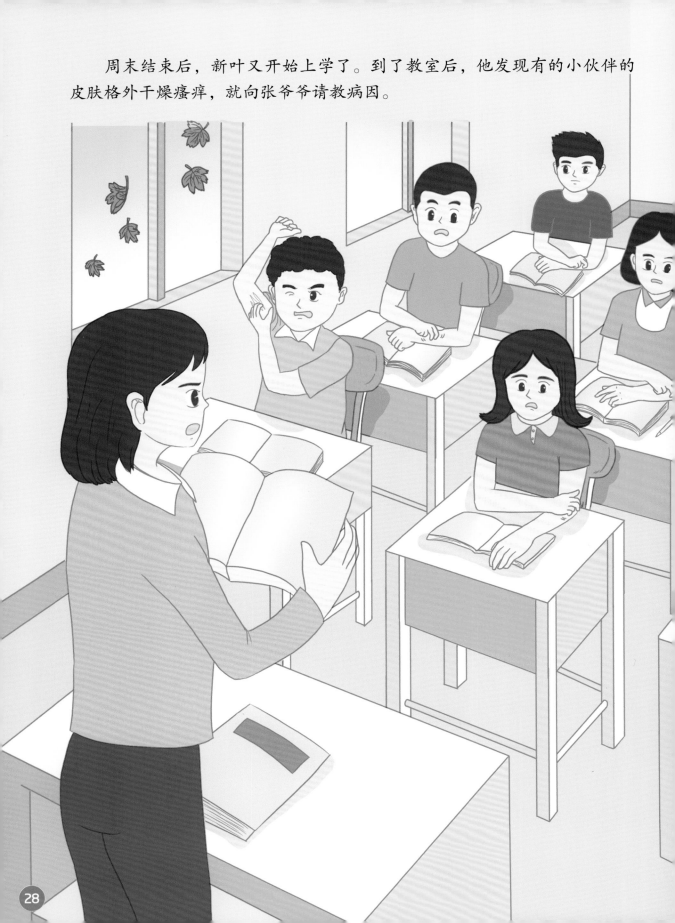

新　叶：张爷爷，夏天长了痱子让人酷痒难耐，秋天皮肤瘙痒又是因为什么呢？

张爷爷：这是因为秋天到了，天气干燥、水分不足导致秋燥而引起瘙痒。别担心，很快就能好。

新　叶：秋燥又是怎么引起皮肤瘙痒的呢？

张爷爷：走，我带你去人体王国看看！

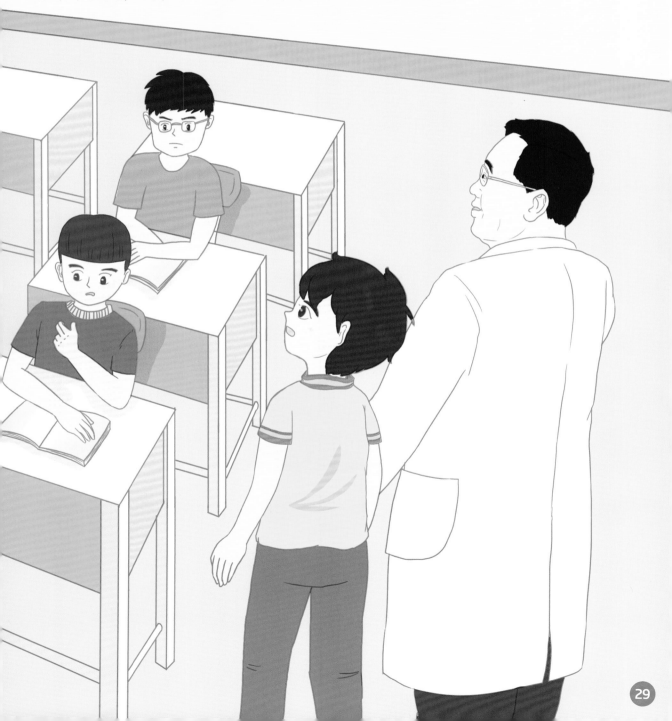

新叶和张爷爷一起来到人体王国，看到凉燥和温燥两兄弟在疯狂地掠夺水分，皮肤姐姐和肺宝宝都变得皱皱巴巴的。

新　叶：张爷爷，秋燥为什么总是欺负肺宝宝和皮肤姐姐呢？

张爷爷：温燥和凉燥是秋天最常出没的大怪兽，最厉害的大招就是干燥、收敛。哪儿水分多就往哪里凑，总喜欢欺负水嫩的肺宝宝和皮肤姐姐。肺宝宝通过口腔、鼻腔让我们呼吸到大自然清新的空气。秋燥总是乘机从口鼻进入人体王国，对肺宝宝发起进攻，打击肺宝宝水嫩柔弱的身躯，连同皮肤姐姐派来的水救兵也一并欺负，最后出现口干、鼻干、皮肤干、大便干的症状。

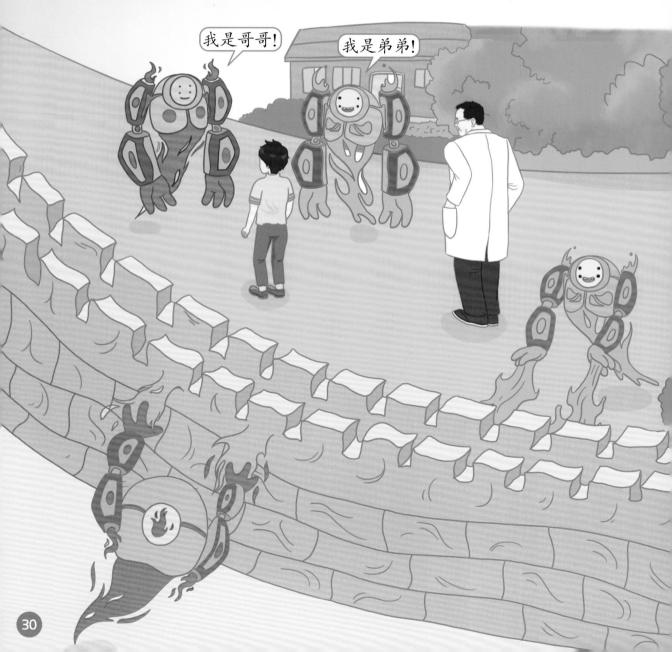

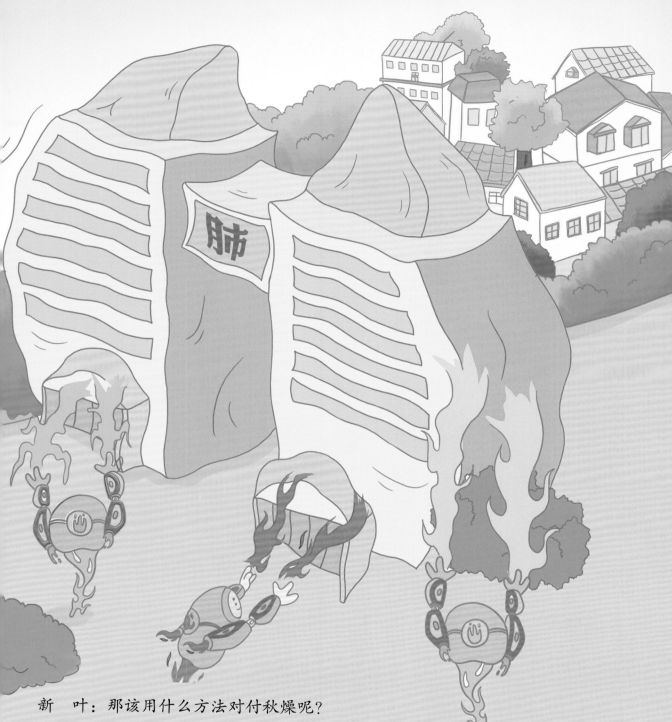

新　叶：那该用什么方法对付秋燥呢？

张爷爷：滋阴润燥是对付秋燥的制胜法宝。温燥与凉燥是关系密切的两兄弟。温燥是哥哥，出生于初秋天气尚热或久晴无雨的时候。凉燥则是弟弟，出生于深秋天气转凉之时。温燥属阳、属热，性格暴躁，对付它要用凉性的药物，"桑杏汤"就是它的天敌。凉燥偏阴、偏寒，选择性格温润的"杏苏散"来对付它，再好不过了。

桑杏汤和杏苏散两位将军领兵前来拯救人体王国。桑杏汤将军指派桑叶、杏仁为前锋，淡豆豉、浙贝母、南沙参为副将，还有栀子、梨皮等士兵共同合作，把温燥这个大坏人赶走。杏苏散将军则派出苏叶、杏仁作为前锋，前胡、桔梗、枳壳作为副将，还有半夏、陈皮等好些士兵一同出战，专门对付凉燥这个小坏蛋。肺宝宝和皮肤姐姐都露出了笑脸。

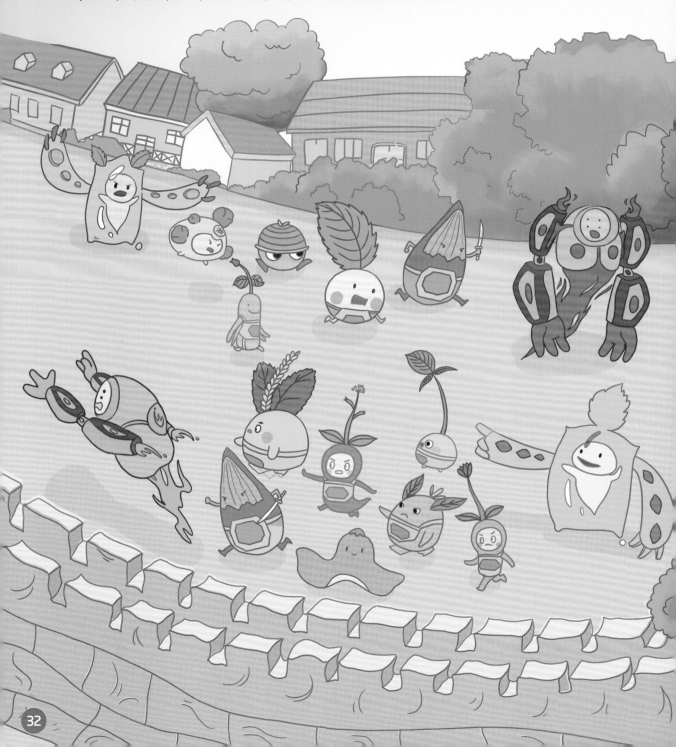

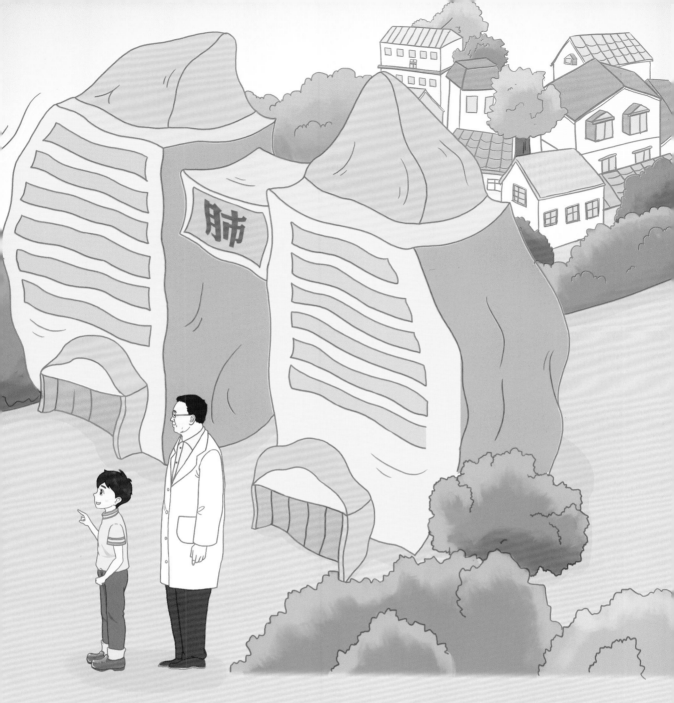

张爷爷：凉能够清热，润可以润燥，桑杏汤正是利用凉和润这两大武器击
　　　　败温燥这个坏人的。温能对付寒凉，杏苏散也是经验十足的将军，
　　　　将温和润结合起来赶跑凉燥这个坏蛋。

新　叶：对付秋燥的学问可真不小。

张爷爷：除了桑杏汤和杏苏散，生活中还有许多注意事项！

新　叶：那您快给我讲讲吧！

张爷爷继续给新叶讲秋季生活的注意事项。

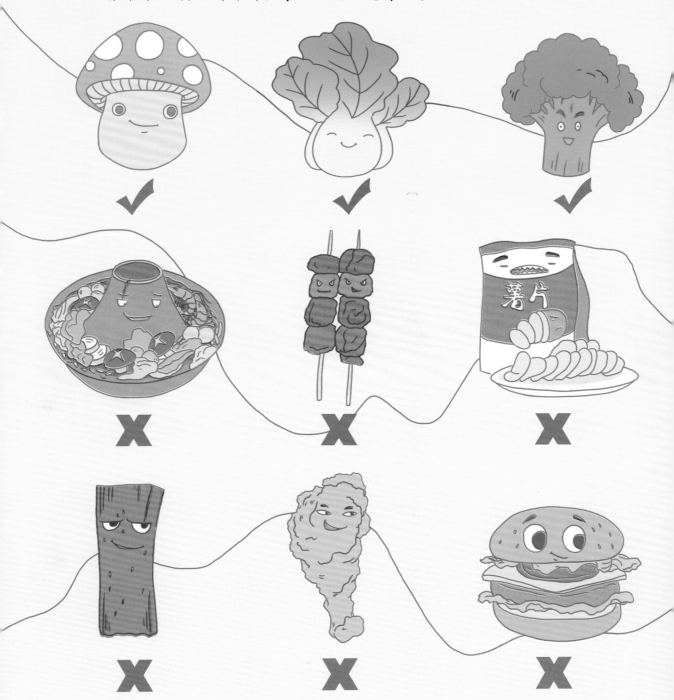

张爷爷：秋燥主要是由燥邪引起的，所以润燥滋阴是首要的。辛辣生冷、油腻煎炸的食物万万不能多吃，可以适当多吃点蜂蜜、梨、山药、南瓜、萝卜、白菜等汁水丰富的果蔬。

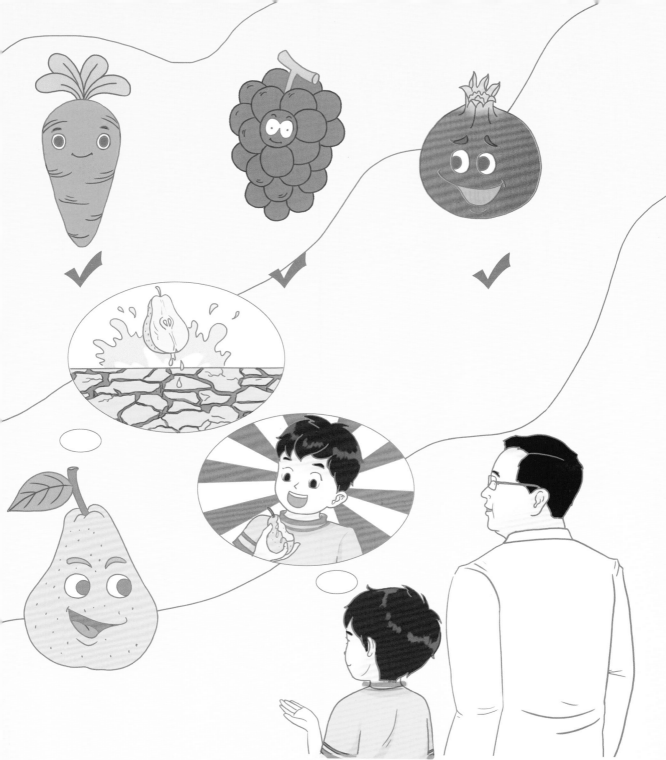

鸭　梨：我们瓜果蔬菜一族鲜嫩多汁，口感爽脆，还能生津止渴，在干燥的秋天来上一口，那可真是太幸福啦！

张爷爷：虽然夏季叔叔放假了，可是太阳公公还在辛勤地工作，所以白天出门之前，我们要做好防晒、防暑工作，多饮水。

晚饭后，新叶和张爷爷正在江边散步，看到一位漂亮的小姐姐脸上有水痘。

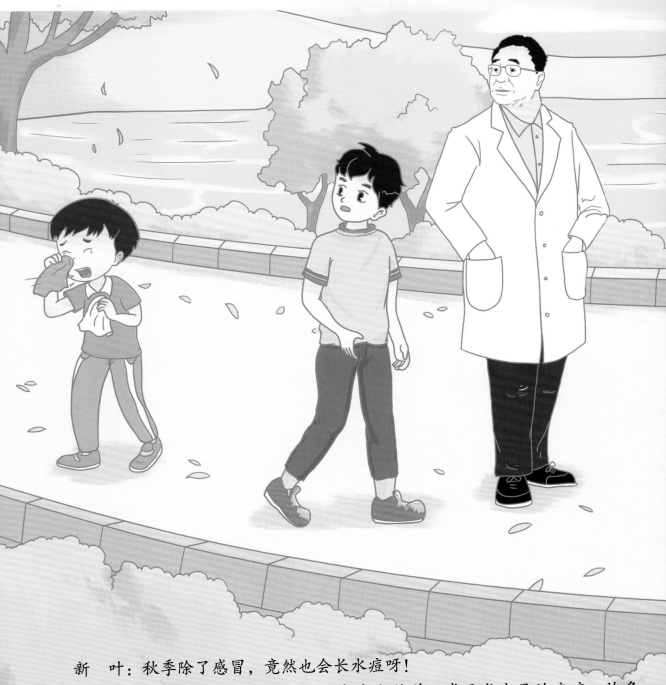

新　　叶：秋季除了感冒，竟然也会长水痘呀！

张爷爷：是的，不论大病或小病、复杂或简单、常见或少见的疾病，许多都容易在秋天发病。例如，感冒、咳嗽、哮喘等，还有腹痛、腹泻，水痘、麻疹也喜欢在秋天"凑热闹"。所以，秋天虽然天气凉，但开窗通风、保持空气流通是很有必要的。

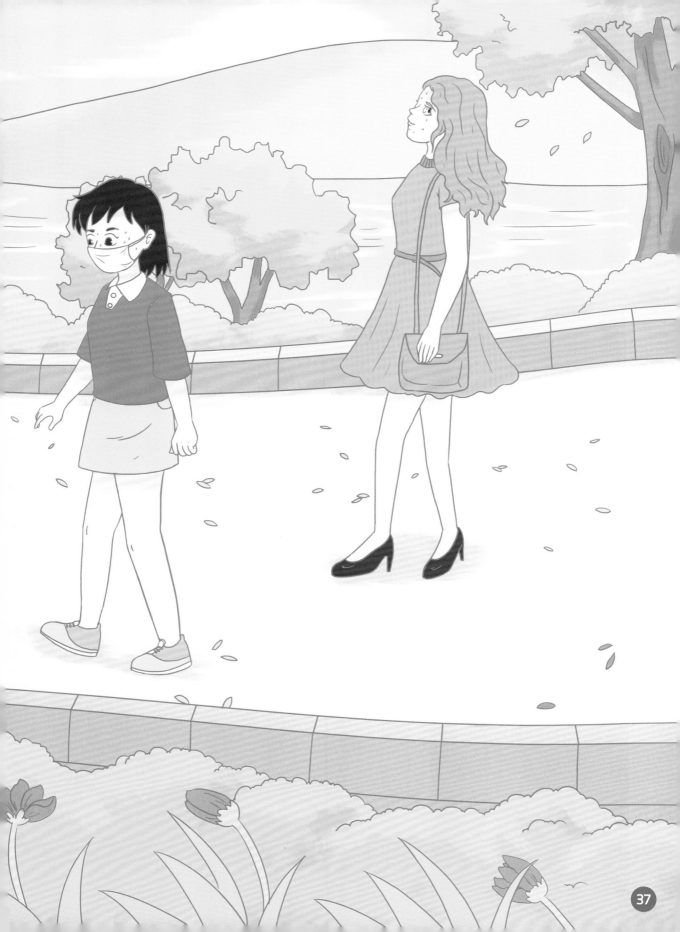

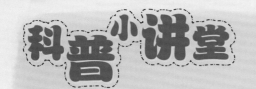

科普小讲堂

　　滋阴润燥是对付秋燥的制胜法宝，"燥淫于内，治以苦温，佐以甘辛，以苦下之。"可多吃有润肺作用的食品，如百合、莲子、山药、藕等。秋天容易让人倦怠、乏力，所以秋天来临时，我们应该早起早睡。早起能顺应阳气舒张，早睡有利于阴精收藏；同时，保持情绪平和，做一个积极阳光的中国好少年。

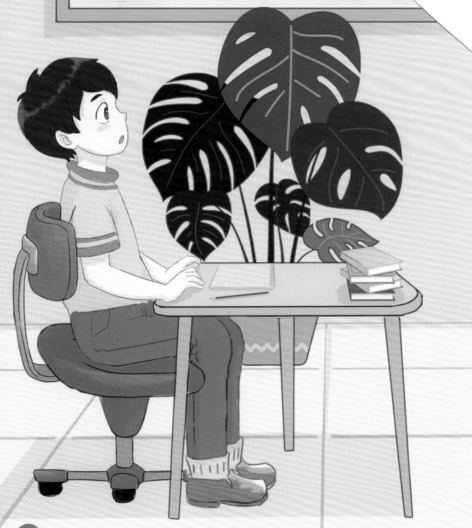

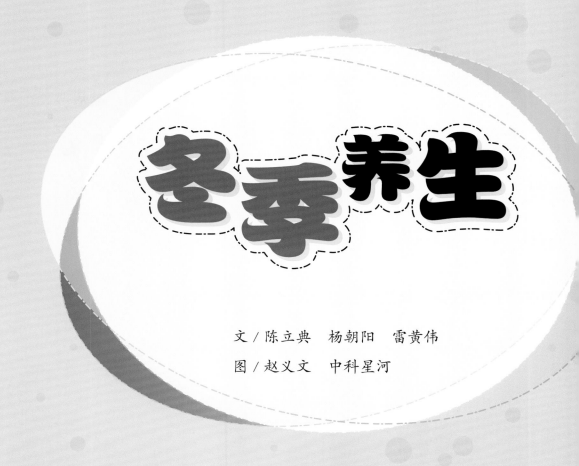

冬季养生

文/陈立典　杨朝阳　雷黄伟

图/赵义文　中科星河

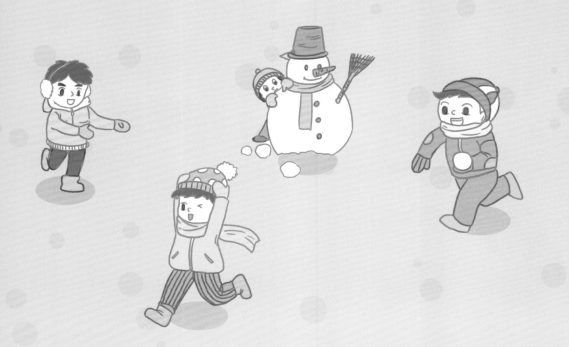

新叶和六个冬季节气宝宝一起开心地玩闹着，突然一阵冷风吹来，新叶打了个喷嚏。

你们真是聪明的小朋友。俗话说："冬令进补，春天打虎。"冬季气温低，小朋友可不能挑食，要多吃羊肉、牛肉、萝卜、栗子等温补食物。立冬后，北方大部分地区开始供暖，室内干燥的空气容易让人"上火"，这时可多吃一些白色食物。做菜时，可以选择白萝卜、白菜、冬瓜、百合、银耳、莲藕等，多吃蛋白质，要补充一些优质蛋白质。大豆中蛋白质含量高，鱼虾肉、鸡蛋、花生、核桃中蛋白质含量也很丰富。

好冷呀！

冬天气温低，可不能只顾着玩，一定得注意防寒保暖，好好调护身体。

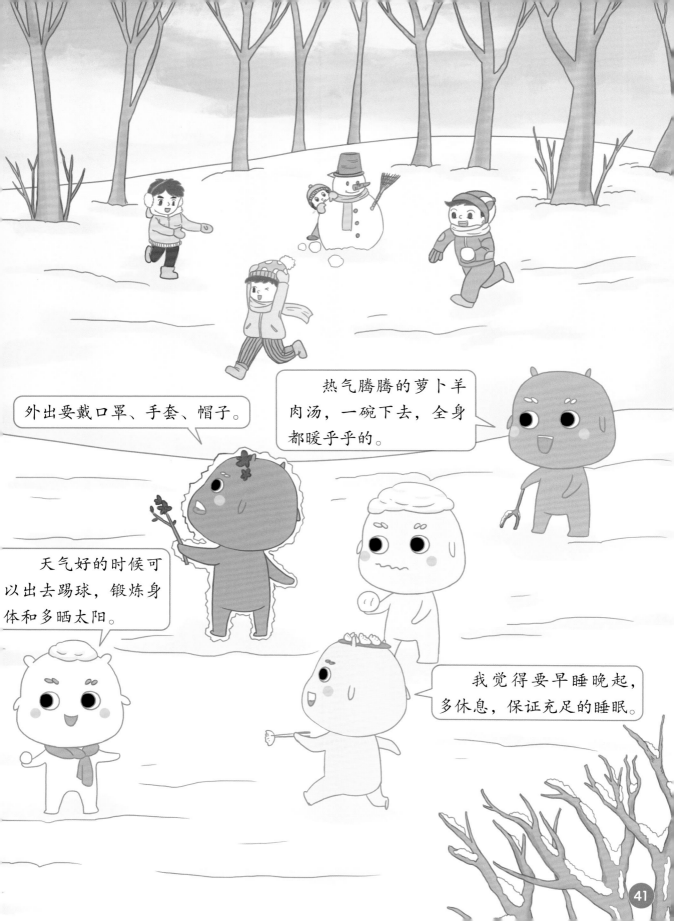

学习了冬季养生之道后，新叶便开心地回家了。第二天，下起了大雪，新叶和小朋友一起在室外打雪仗，发现自己的无名指肿了起来。

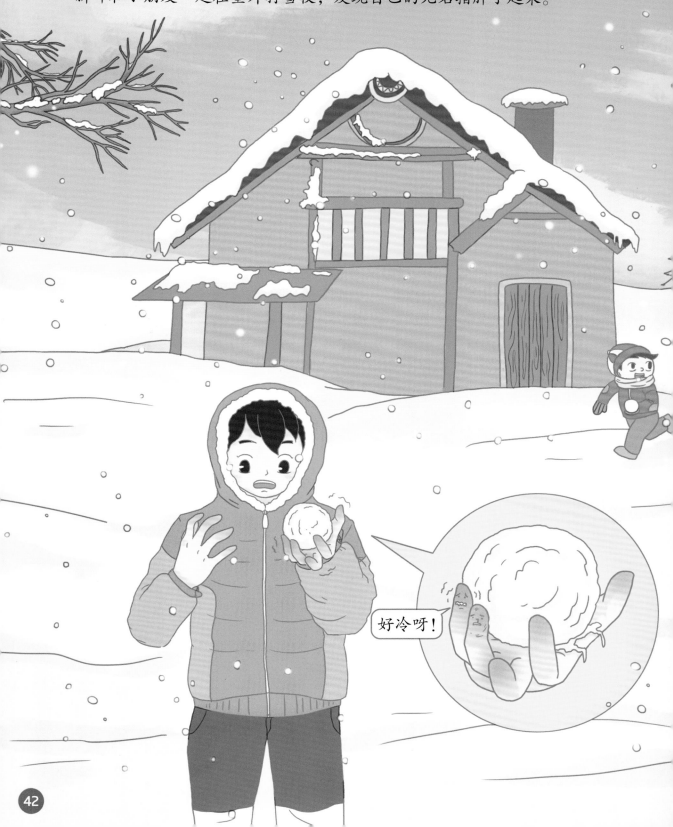

好冷呀！

新　叶：无名指最近怎么胖了？

张爷爷：这么冷的天，手套也不戴。热胀冷缩，皮肤受冻后，血管收缩，血液流动不畅，就会生病。你这怕是要得冻疮喽。

新　叶：那我还是回家暖和一下吧！

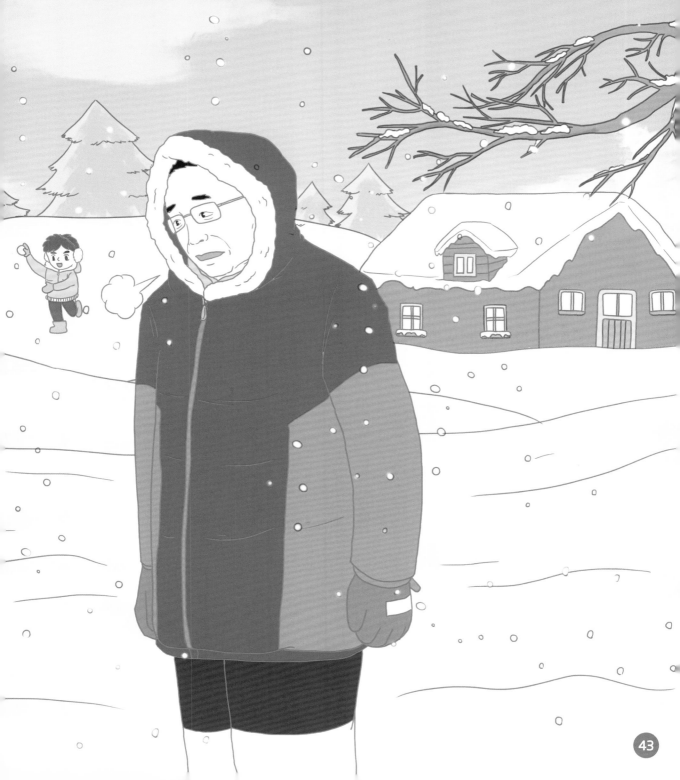

回到家里，新叶感觉无名指又痛又痒，便不停地在挠着。

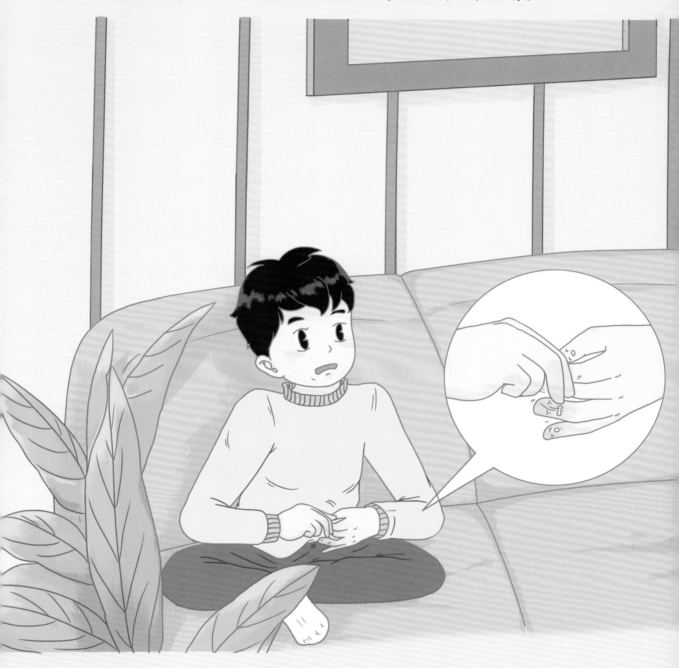

无名指：我浑身又痛又痒，还肿，好难受呀！唉，小主人怎么这么不爱护我呢！

新叶尴尬地说：我帮你挠挠。

张爷爷：这就是冻疮的典型表现，但这时病情还比较轻。严重的会长水泡，
　　　　　甚至溃烂。

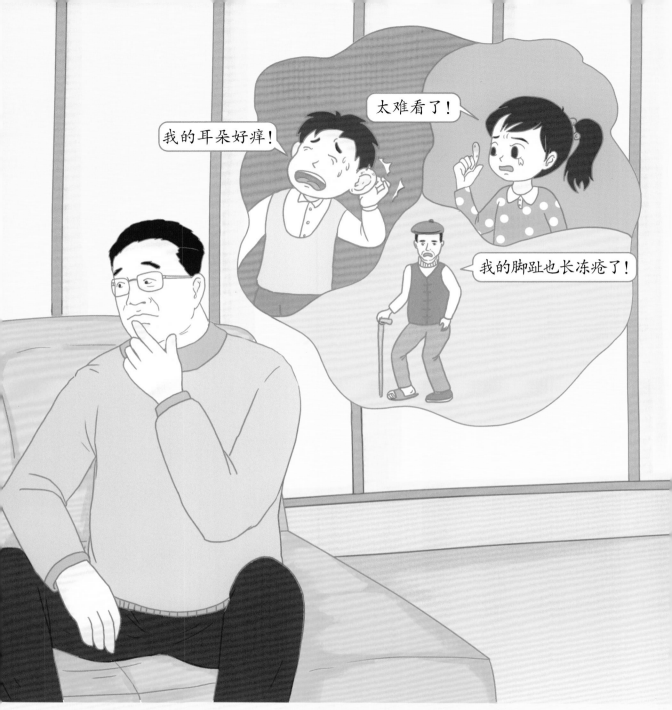

新　叶：张爷爷，一般哪类人更容易得冻疮呢？

张爷爷：儿童、妇女和老人。

新　叶：为什么呢？

张爷爷：儿童、妇女和老人的免疫力较低，低温易导致血液循环受阻，肢体末端供血供氧不足。走吧，你跟我到药房去，用中药宝宝们泡泡手，会感觉舒服些。

在张爷爷的药房里，新叶的手浸没在药汤中，水面上浮着艾叶、红花和陈皮，水中的无名指一脸惬意。

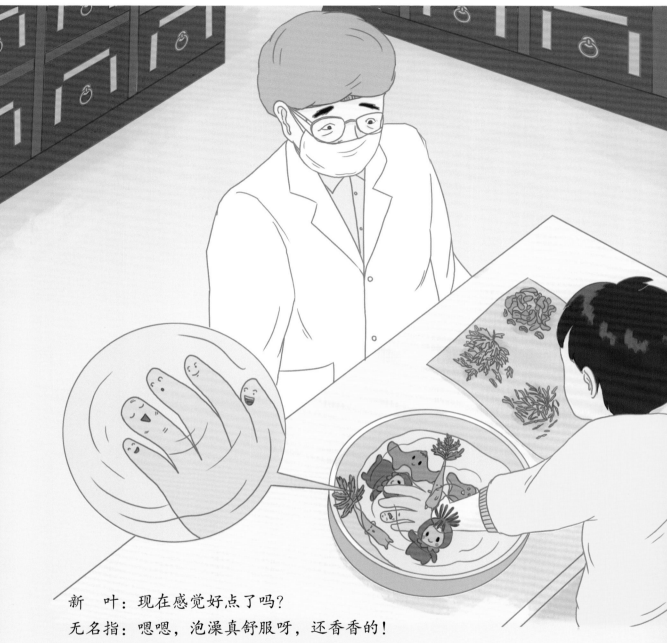

新　叶：现在感觉好点了吗？

无名指：嗯嗯，泡澡真舒服呀，还香香的！

新　叶：张爷爷，他们是什么药材宝宝呀？

张爷爷：新叶，它们是艾叶宝宝、红花宝宝和陈皮宝宝。用它们熬水泡手起散寒活血作用。辣椒水效果也不错，不过皮肤有伤口不能用。

无名指：唉！一年冻，年年冻！明年还可能复发呢！

张爷爷：不用着急。你可以试试冻疮膏。

张爷爷带领新叶来到他的书房，把一盒冻疮膏给新叶，并嘱咐新叶要重视冻疮。

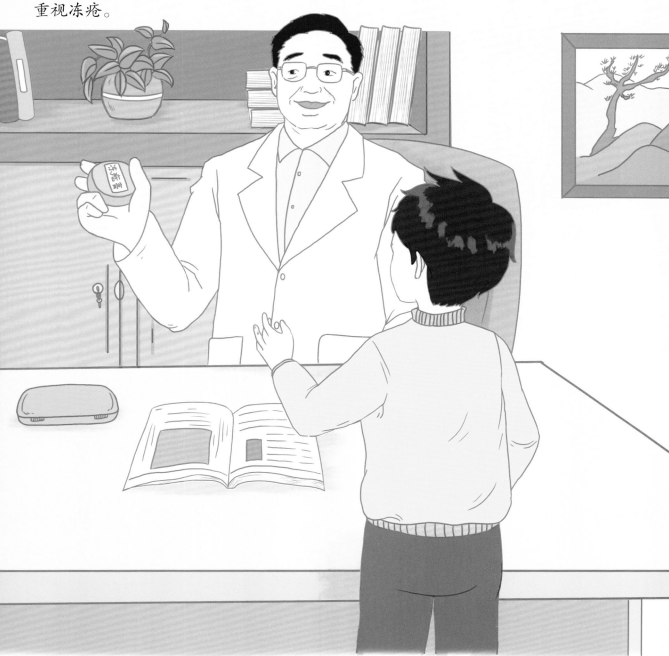

新　　叶：谢谢张爷爷！我回家会按时涂抹冻疮膏的。

张爷爷：冻疮是可以治愈的，但是它也有点小脾气。如果你不重视它，它就会赖在无名指上不走了，春天藏起来睡大觉，冬天就跑出来捣乱，让人难受。

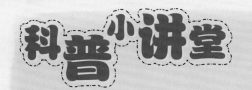

科普小讲堂

俗话说："寒从足生，冷由背起。"冬季寒冷干燥，这时一定要注意保暖，两只脚面和后背都不能受凉。同学们的衣物尽量要保暖、轻便、舒适。因为气候寒冷，户外活动减少，容易使人情绪低落，所以要适当增加运动量，培养健康丰富的兴趣来改善和调整情绪。同时，还应重视耐寒锻炼，提高机体御寒及抗病能力，预防呼吸道疾病的发生。

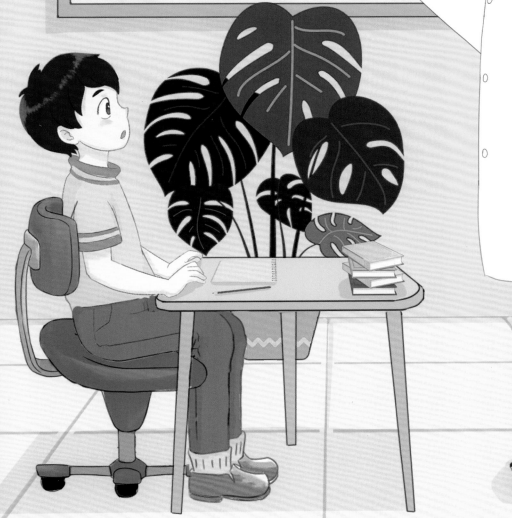